La chica que coleccionaba crayones

MICHELLE RANGEL

La chica que coleccionaba crayones

Planeta

Diseño de interiores: Melisa Muñiz

Bajo el sello editorial PLANETA M.R.
Avenida Presidente Masarik núm. 111,
Piso 2, Polanco V Sección, Miguel Hidalgo
C.P. 11560, Ciudad de México
www.planetadelibros.com.mx

Primera edición impresa en México: junio de 2025
ISBN: 978-607-39-2920-2

Impreso en los talleres de Impregráfica Digital, S.A. de C.V.
Av. Coyoacán 100-D, Valle Norte, Benito Juárez
Ciudad De Mexico, C.P. 03103
Impreso en México - *Printed in Mexico*

Para las personas que crecieron creyendo que eran raras.
Espero que sepas que nunca hubo nada malo en ti.
Espero que sepas que tienes un lugar aquí.

MALVA

Siempre he creído que todos somos un color, pero uno que se pueda encontrar en una caja de crayones. Aquí hay un secreto: yo saqué mi nombre de una caja de crayones.

Era un viernes por la tarde o quizá fue un sábado, ya no me acuerdo. El patio de Siena Laurel era el más grande de todo el mundo y el sol insistía en jugar a las escondidas.

Violeta Redona había encontrado un sapo baboso y perseguía a Siena tratando de convencerla de que le diera un beso. Mientras tanto, Ónice Redona estaba echado sobre el pasto viéndome dibujar. Un enorme árbol de mandarinas nos cubría las cabezas.

En ese momento, Ónice era mi mejor amigo en todo el mundo, ¡y eso que ya había conocido a casi todo el mundo: mi mamá, mi papá, Siena, Violeta, la señora Camille de la cafetería, la tía Pau, el tío Roro. Los compañeros de nuestro salón. La profesora Sarah. Nadie era como Ónice. Ni siquiera mis amigos imaginarios eran como él, ¡y eso que mi imaginación era muy buena!

Ónice era la clase de niño que te escogía para jugar cuando nadie más lo hacía. El niño que te regalaba su lonche cuando tu mamá olvidaba hacerte el tuyo porque estaba demasiado ocupada llorando toda la mañana. Sí. En ese tiempo, Ónice era mi mejor amigo.

Solíamos compartir las mandarinas que caían del árbol de Siena. Yo tomaba una mandarina y le entregaba la mitad de los gajos, y él hacía lo mismo. A Ónice no le gustaba la posibilidad de que la mía fuera más dulce que la suya, así que nos cercioramos de probar los gajos de cada mitad.

Fue en ese entonces cuando tomé un crayón y leí, por primera vez, el nombre escrito en la envoltura de papel. Recuerdo que de pronto, me invadió una tristeza tan pequeña que cualquier adulto podría aplastarla de una pisada, pero que era tan grande para mis pequeños hombros de siete años que aún no sabían cargar con el más mínimo asomo de dolor.

La tristeza se coloreó por mis mejillas.

Dos lágrimas gordas cayendo tan lento como el sol que se escondía ese día.

—¿Estás llorando, Mel? —. Ónice se incorporó, cruzó las piernas.

—No es justo… —Las palabras me salían tan chiquitas que estoy segura de que ni mis propias cuerdas vocales se dieron cuenta que escapaban de mi boca.

Ónice no dijo nada, tan solo colocó su mano en mi espalda. Quieta. Sin palmaditas. Me tapé el rostro con las manos. Estaba cachando mis propias lágrimas. Siempre he creído que si tus lágrimas caen en la tierra, crecerán plantas tristes. No quería plantas tristes en el patio de Siena. El patio más grande del mundo.

—¿Óooooonice, qué le hiciste? —Violeta ya estaba sentándose junto a mí del otro lado, dándome palmaditas en la espalda con una mano, sosteniendo el sapo con la otra.

—Yo no hice nada, empezó a llorar así de la nada —dijo Ónice.

—Las niñas no lloran así de la nada, idiota.

Violeta había dicho la palabra con I mayúscula. Violeta usaba toda clase de palabras. Con I, con M, con C, con V…

Descubrí mi rostro, tratando todavía que ninguna lágrima cayera en el pasto.

—Él no hizo nada —espeté—, es solo que… yo no estoy… no estoy *aquí*.

—¿Cómo que no estás? —Siena se colocó cerca de mí, pero lejos de Violeta quien estaba determinada a no soltar el sapo—. Aquí estás, tonta —dijo dándome golpecitos con su puño en la cabeza.

—Todos ustedes están aquí —levanté la caja de crayones—: «Siena Tostada», «Violeta Intenso» y «Negro Ónice». —Le entregué a cada quien su crayón y vi cómo leían sus nombres.

—Todos tienen un lugar en la caja. Yo no. Melisa no es un color. No…no estoy.

Violeta dejó el sapo en el suelo y Siena soltó un gritillo mientras se alejaba del pequeño animal.

—«Mermelada», «Trébol», «Algodón de azúcar», «Lavanda», «Carmín»... —Violeta leía los crayones, uno por uno.

Era inútil. Melisa no es un color. No había crayones con ese nombre en todo el universo. Y eso que ya casi había conocido casi todo el universo: el patio de Siena, la escuela, debajo de mi cama, el cuarto de Ónice, el cuarto de Violeta, tú me entiendes.

Me desinflaba en tristeza como un globo azul.

Fue ahí que Ónice sacó un crayón, se puso de pie y decretó:

—Con el poder que el reino de Siena me da —sostenía un crayón rosa como si fuera una espada—, te cambio el nombre de Melissa a… —Ónice tomó un momento para leer el nombre en el crayón—: a «Malva», su propio color, con su propio nombre «Malvavilloso».

Mi mejor amigo tocó mi hombro izquierdo, luego el derecho y finalmente se arrodilló, otorgándome el crayón. Mi propio color, con mi propio nombre.

«Malvavilloso».

Violeta y Siena aplaudieron, con la misma clase de aplausos que escuchas en un juego de golf.

Yo sonreía. Mi nuevo nombre era Malva.

Malva Canedo.

Pertenecía. Esa fue la primera vez que sentí que realmente pertenecía. Años después decidí que le añadiría un crayón a todos mis amigos. Eso los haría estar cerca de mí. Mi corazón sería la caja de crayones más grande del mundo y quien fuera podría encontrar su lugar ahí.

El problema era que mientras más crecía, menos amigos tenía, pero yo no sabía eso aún.

Mi cajita se veía así:

Mi mamá es «Mango Tango»; mi papá, «Marrón Van Dyke».

La primera vez que le conté a la bibliotecaria de la escuela qué crayón sería ella, no lo tomó bien. La señora Dorotea no se rio cuando le dije que ella sería «Latón Antiguo».

La siguiente vez que fui a verla, la señora Dorotea había escrito *a máquina* una lista de crayones que sería yo: «Rosa Chocante», «Rosa Frenético»…

¿Quién usa máquinas de escribir?

De cualquier forma, me pareció increíblemente lindo que se tomara el tiempo de buscar los nombres de todos los crayones y escoger cuáles serían para mí.

La señora Dorotea es lo más cercano que tengo a una mejor amiga. Lástima que no la veré por quién-sabe-cuánto-tiempo.

El viernes pasado fui a despedirme apropiadamente. Durante el primer descanso de la escuela, salí corriendo por el pasillo hacia la biblioteca.

—¡Dooooorissss!, ¿adivina qué?, ¿adivina qué?, ¿adivina qué? —grité, lanzándome hacia su escritorio, sintiendo el peso de la mochila golpeteando en mi espalda. El sonido de mis llaveros era como de cascabeles.

—Dorotea —respondió sin despegar los ojos de su libro.

—¿Qué dices?

—Mi nombre es Dorotea. —Sus enormes lentes comenzaron a resbalarse por el pequeñísimo puente de su nariz. Por un segundo me imaginé a mí misma del tamaño de una hormiga, usando su nariz como resbaladilla. La idea me divirtió.

—Oh, yo sé. —Extendí la mano, presioné el dedo índice en el puente de su nariz y acomodé sus lentes, matando a la hormiga imaginaria que me inventé. Doris siguió leyendo sin siquiera inmutarse—. Pero creo que ya podemos darnos apodos lindos. Es... ya sabes, algo de mejores amigas. —Tomé impulso y me subí a su escritorio.

Me sentaba con las piernas cruzadas cuando mi mejor amiga soltó un largo suspiro. Su aliento siempre olía a café y ese día no era la excepción.

—Mi nombre es Dorotea y deja de sentarte en mi mesa de trabajo.

Me bajé inmediatamente y alisé mi falda tableada llena de arrugas.

—Bueno, como te decía, Dorita, decidí que me tomaré unas vacaciones. No me verás por algunos días. No me preguntes cuántos.

Dorita le dio vuelta a la página y continuó sin decir nada.

—Solo quería avisarte para que, de ahora en adelante, ya no me esperes a la hora del primer descanso.

Nada.

—Ni a la hora del segundo descanso.

Vuelta de página.

—Niiiiiii al final de las clases.

Nada.

—Así será por un laaaargo laaaargo tiempo.

Nada.

—Vamos Dodi, al menos muéstrate un poco triste.

Dodi levantó la mirada, se quitó los lentes cómicamente grandes y dijo:

—¿Vacaciones de qué?

—De la escuela, obvio.

—Las vacaciones de verano comienzan dentro de unos meses, niña.

—Yo sé, pero a partir del lunes, ya no vendré. Decidí que estaré de huelga, pero no me preguntes por cuánto tiempo.

—De acuerdo. —Volvió a ponerse los lentes y regresó su atención al libro.

—Pregúntame por cuánto tiempo. —Empecé a balancearme de un lado a otro.

—Dijiste que no pregun…

—¡Mucho! —la interrumpí—, o tal vez poco. Aún no lo sé. Será algo que decida sobre la marcha. ¡Pero gracias por tu interés!

Nada.

Usualmente así eran nuestras conversaciones. Yo hablaba y ella no decía nada. Las primeras veces que llegué a la biblioteca (cuando para mí ella era tan solo la señora Lares, la bibliotecaria de la escuela), no dejaba de pedirme que bajara la voz. Aparentemente la biblioteca no es un lugar para cantar, pero si nadie va a la biblioteca, ¿realmente importa? Esa fue la pregunta que hizo que Dorotea se rindiera. Nunca más me volvió a pedir que guardara silencio, a fin de cuentas no molestaba a nadie.

A partir de ahí seguimos hablando. Bueno, yo hablo y ella escucha. A veces, cuando le traigo café y se pone de buenas, también me cuenta alguna rebanada de su vida. Decidí que sus historias saben a pastel de zanahoria. Cuando le dije esto, me contó que su pastel favorito era el de zanahoria.

—Ah, eso no es coincidencia. ¿Cómo iba a saber eso sino porque somos almas gemelas? —bromeé. Ahí fue cuando decidí que Dorotea, la bibliotecaria de la escuela, color «Latón Antiguo», sería mi mejor amiga de toda la vida. Ese día cuando llegué a mi casa me puse a buscar recetas de pastel de zanahoria en el recetario de mi madre.

—Te traje algo, Dodi. —Abrí mi mochila y saqué una cajita envuelta en periódico—. Es solo para que no me extrañes.

Si algo descubrí con el pastel de zanahoria que le hice, es que a Dorotea Lares le gustan los regalos. Sus manos pequeñas y pecosas abrieron la cajita y, ¡puede que me equivoque!, pero creo que la vi sonreír.

—¿Sabes qué es eso encima del pastel? —No podía evitar balancearme adelante, atrás, adelante, atrás.

—Dos crayones.

—Ajá… excepto que no son cualquier par de crayones. Este es un crayón «Malva» y este otro es uno «Latón Antiguo».

Me eché una risita y en efecto Dodi estaba sonriendo. ¡Sonrisa! ¡Sí!

—Sigo pensando que eres un «Rosa Chocante».

No hay nada en el mundo que haga que mi corazón baile como hacer que alguien sonría. Me puse una estrella dorada mental justo en medio de la frente.

—Yo sigo pensando que tienes una bella sonrisa y deberías enseñarla más, Dodi.

Mi amiga hizo una mueca al escuchar el apodo. Las pecas de su nariz se movieron como si intentaran juntarse. Como hormigas reuniéndose para discutir algo importante.

La señora Dorotea era bella y pequeña y siempre olía a café, ojalá más personas se dieran cuenta de sus pecas que se mueven de lugar como hormigas y su sonrisa que se asoma una vez al año. A veces, cuando siento que Dorotea se harta de mí, me escondo entre los libros que ella me recomienda, me acurruco entre sus letras y me olvido de todo. La biblioteca de la escuela es, sin duda alguna, mi segundo lugar favorito en todo el mundo. No tendré muchos amigos, pero tengo a Dodi y tengo mis libros.

Me quedé sobre su escritorio por el resto del descanso. Le conté todo lo que había ocurrido en mis clases. Ella me decía el ocasional «mjm» y «oh, guau». No fue hasta que le conté la razón de mi huelga que cerró el libro y me miró fijamente.

Había lástima en sus ojos.

A fin de cuentas, ella misma también pasó por un divorcio.

MALVA

Las puntas de mis dedos cosquillean como hormigas corriendo en círculos. Creo que siguen mis huellas dactilares. Si les preguntara qué hacen a estas invisibles hormigas, me dirían que quieren hacerle competencia a mis pensamientos, que corren aún más rápido.

Las hormigas se rinden y mis dedos se mueven antes de pensarlo dos veces.

Deslizo la hoja por debajo de la puerta y me quedo unos segundos esperando.

No estoy muy segura de qué estoy esperando, pero es… algo, aunque nada en mi vida suele suceder a las dos de la mañana.

Doy pasos hacia atrás hasta toparme con la cama.

Me acuesto y abrazo al insomnio como si fuera mi peluche favorito.

También abrazo a mi peluche favorito.

El techo no tiene nada de interesante, salvo por las estrellas de papel que cuelgan. No puedo dejar de verlas.

Mi mirada es una pelota de tenis rebotando entre el techo y el reloj digital al lado de la cama.

Tres de la mañana.

El techo en la oscuridad parece un cielo nocturno con estrellas que no brillan.

Cuatro de la mañana.

¿Soy yo o el techo se está acercando?

Cinco de la mañana

El techo me aplasta las costillas.

Seis de la mañana.

Suena mi puerta.

Toc. Toc. Toc.

ÓNICE

Hay dos sonidos que nadie, absolutamente nadie, quiere escuchar un lunes a las seis de la mañana:

1. La alarma del despertador.
2. La voz de Malva Canedo gritando desde su ventana.

Intento ignorar la voz, juro que sí. Entonces suena el claxon de un carro.

Me pongo la almohada sobre la cabeza. Me entierro en las cobijas. Pero personas como Malva Canedo son difíciles de ignorar, y no lo digo en el buen sentido. Lo digo de la misma forma que dirías que un huracán es difícil de ignorar. Un huracán rosa. Un huracán rosa con piernas largas que decidió que su nombre sería Malva porque todos los desastres naturales siempre deben llevar nombre.

Usualmente me gusta pretender que no vivo justo al lado de ella, y que su larga ventana no da hacia la mía, y que no puedo ver prácticamente toda su habitación.

Todos. Los. Malditos. Días.

¿Por qué? Porque Malva Canedo no «cree» en cerrar sus cortinas.

En serio. Eso es lo que le dijo a mi hermana Violeta.

—¿Sabes que puedo verte bailar? —me había preguntado aquella vez, acercándose a la ventana. Yo jugaba con las cuerdas de mi guitarra y pretendía no escuchar nada.

—Ahora lo sé —dijo, con la voz entrecortada. La vi por unos segundos. No se había detenido. Ella seguía bailando. Llevaba su cabello rosa más largo en ese entonces. Los audífonos desaparecían en su cabello mientras bailaba.

Bailaba chistoso.

Su cabello se enredaba entre sí y creaba un nido de pájaros rosa. Movía sus manos repletas de anillos como si conjurara algún hechizo.

—Tal vez sería más cómodo si cerraras tu cortina.

—No creo… No creo en eso de cerrar las cortinas, además… ¡Estoy bastante cómoda!

—Me refería cómodo para el resto de nosotros que no queremos verte bailar.

—Violeta —espeté. Ella me miró esperando que dijera algo más, pero no dije nada. Regresé a mis cuerdas. No valía la pena.

Malva siguió bailando y Violeta regresó a la razón por la cual había entrado a mi habitación en primer lugar.

—¿Ya me vas a hablar?

Yo no dije nada. No tenía nada que decirle.

—Ónice, soy tu hermana, no puedes ignorarme para siempre.

Nada.

—Un día vas a necesitar tu carro, y para eso tendrás que hablarme. —Violeta se guardó mis llaves en el bolsillo. Yo pretendí que no estaba y después de un rato ella se fue, dando pisadas fuertes al salir.

Malva seguía bailando.

A lo que voy es que el juego de pretender se me da bien, pero no puedo fingir que Malva no está gritando desde su ventana.

Me pongo de pie dando un suspiro y me asomo.

Ahí está el bulto rosa en su ventana, gritándole a alguien en la calle.

Su padre. Le está gritando al señor Canedo.

—¡No puedes obligarme!

—¡Claro que puedo, soy tu padre!

—¡No!

—¡Si no sales de tu habitación, romperé la puerta a la fuerza, te tomaré de las greñas y te arrastraré por toda la calle hasta la escuela!

—¡Oh! ¿Quién habla? —grita, pretendiendo que su mano es un celular—. ¿Servicios de protección a menores? ¡Sí, mi padre me arrastró por toda la calle jalada de las GREÑAS! ¡Así es!, ¡mi padre! ¡El DIPUTADO CANEDO!

El señor Canedo hace un sonido de frustración, que me parece más cómico que amenazante, y entra en su carro azotando la puerta.

El carro se va y desaparece de mi campo de visión.

Volteo hacia Malva. Se está pellizcando los labios mientras ve el carro de su padre alejarse y doblar la esquina.

Debería apartarme de la ventana, pero no lo hago. ¿Por qué no lo hago?

Sus ojos caen en los míos como dardos.

Ninguno dice nada.

—Este es el contacto visual más largo e incómodo en la historia de los contactos visuales más largos e incómodos —declara Malva después de lo que se ha sentido como una eternidad… pero que han sido como seis segundos en realidad.

Odio lo cerca que estamos. Ni siquiera tiene que gritar.

—Solo es incómodo si lo haces incómodo y tú, Canedo, lo has vuelto incómodo.

—Gracias.

—No era un cumplido. —Sé que estoy siendo cruel, pero interrumpir el sueño de alguien es aún más cruel. Nadie se debería meter con el sueño de alguien más.

—Sonó como uno —dijo. De pronto sonríe. Labios cerrados.

Abro los labios para decir algo más, pero los cierro enseguida. Esta conversación no va a llegar a ningún lado.

Con un poco de suerte puedo conseguir al menos treinta minutos de sueño.

Cierro las cortinas. Me hundo en la cama.

Me pregunto si soy el único que piensa que dormir es vergonzoso. Es decir, el proceso de dormir es vergonzoso. Primero tienes que *pretender* que estás durmiendo para finalmente dormir y una vez que duermes, pierdes el control de todo.

Llevo fingiendo que duermo por quién-sabe-cuánto-tiempo cuando suena la alarma.

Gruño.

Hoy es lunes, eso significa tener que usar la camisa de botones blanca y el saco azul marino.

En cuanto me pongo el uniforme y me peino, siento toda noción de individualidad despojarse de mi ser. Perfecto.

No hay nada más cómodo que esto.

Lo primero que noto al bajar las escaleras es el olor a tocino. Lo segundo que noto es que Violeta está cocinando. Lo tercero es que Esme está sentada en el comedor.

Esme trae su uniforme formal.

—Buenos días, Oni. —Mierda. La voz de Esme perfora como un cuchillo mi pecho—. Violeta está haciendo tu platillo favorito: waffles con tocino. —El cuchillo sale.

¿Cuándo fue la última vez que me habló? No lo recuerdo.

Su voz es tímida, cautelosa y aun así expectante. Como si quisiera acercarse a un oso.

Yo lo único que siento es el cuchillo que entró y salió.

Si me desangrara en medio de la cocina, nadie lo notaría.

—¿Qué haces aquí?

—Esme y yo estábamos viendo películas anoche y se hizo demasiado tarde. No iba a dejar que se fuera sola a su casa y mucho menos en la noche. Fue algo muy repentino, Ónice. —Violeta suena harta de esta conversación—. Cosas pasan cuando las mujeres caminan en la noche, hermano. Lo sabes, ¿no?

—¿Muy repentino? —la interrumpo. Quiero ver su rostro. Necesito saber si esto le parece divertido o si tiene la decencia de verse avergonzada.

—Sí, *Oni*. Fue muy repentino —contesta, sus ojos quietos, fijos en mí. No la veo parpadear.

—¿Tan repentino que traía listo su uniforme?

—Es mío. Yo se lo presté.

Veo a Esme.

—Claro, me lo prestó. —Esme baja la mirada.

Esme puede estar en la casa. Esme puede estar donde sea. Esme puede hacer lo que se le pegue la regalada gana. Solo hay una regla.

Esme no puede pasar la noche aquí.

Solo tenemos una regla y Violeta la acaba de romper y lo sé. Lo. Sé.

Pero no voy a decirle eso. No quiero darle la satisfacción de verme gastar mi aliento en ella. No lo haré. No le diré que el saco de Esme tiene un botón dorado porque yo le había arrancado el original accidentalmente.

Cuando aún estábamos juntos, la jalé hacia mí para besarla y el botón saltó al suelo. Esme me contó que su madre le había cosido un botón dorado porque no tenía azul.

¿Creyó que no me iba a dar cuenta?, o ¿simplemente le dio igual que yo supiera?

Como sea, a mí me da igual.

Me da igual.

En realidad, no me da igual. Pero si te dices las mismas mentiras las veces suficientes, empiezas a creerlas.

Así que me da igual.

Tenía toda la intención de desayunar, pero ahora mi estómago está revuelto.

No quiero estar aquí.

—Mis llaves. —Extiendo la mano hacia mi hermana.

—¿Qué?

—Mis llaves. Dámelas. Ya te hablé, ahora dame mis llaves. Ese era tu trato. —Violeta baila la mirada de mi mano a mis ojos y de mis ojos a mi mano.

—Voy por ellas.

Golpea mi hombro al pasar con demasiada fuerza. ¿Está enojada? ¿*Ella* es la que está enojada?

Escucho sus pasos subiendo las escaleras.

Volteo a ver a Esme, quien ahora está muy concentrada escribiendo algo en su celular.

Tomo un tocino ya cocinado y me lo como. Me arrepiento segundos después. Mi estómago se revuelve aún más.

Violeta vuelve antes de que el silencio se vuelva más incómodo.

—Gracias —dice mientras pone el llavero, el del gato naranja con sombrero vaquero, en mis manos—. Gracias por hablarme.

Cual sea el enojo que tenía desapareció allá arriba porque ahora su mirada se suaviza. Podría jurar que se ve avergonzada.

Lo dudo.

No digo nada.

Me largo de ahí y me subo a mi jeep naranja.

El «jeepzoide», como me gusta decirle, es mi posesión más preciada. También es el último regalo que mi señor padre me dio como forma de compensar que se largó hace años.

Nunca me preocupó que Violeta hubiera usado el carro porque ella no sabe conducir estándar. Ella no sabe conducir y punto.

Estando aquí no puedo evitar pensar en la última vez que Esme se subió a mi carro. También pienso en que yo no tenía ni idea de que esa sería la última vez. Muchas «últimas veces» pasan sin que tengas idea de que lo serán. De haberlo sabido me habría quedado un rato ahí. Habría memorizado la hora y la posición del sol.

No sé si es mi imaginación, pero juraría que su perfume sigue aquí dentro.

Es mi imaginación.

Nunca he tenido una imaginación tan viva.

Es mi imaginación.

Ella estuvo aquí dentro un día, porque era parte de la rutina, y al otro ya no. Ahora se encuentra en mi comedor, evitando mi mirada. Hablándome con cautela.

Ha pasado la noche en mi casa, pero no conmigo. No en mi cama.

Encuentro una bolsa de galletas cerrada en el asiento de atrás. Decido que ese será mi desayuno. Mi comida. Mi cena.

MALVA

La mañana ha sido todo lo que esperaba.

Mi mamá tocó a mi puerta para darme los buenos días como usualmente hace, pero yo nunca abrí. No dije nada la primera vez que tocó. Aguanté la respiración la segunda vez qué tocó, y cuando intentó abrir y se topó con una puerta cerrada con llave hubo un largo silencio. Tan pronto escuché el sonido de una hoja de papel, me llevé las manos a los labios. Para este punto, mi mamá ya habría abierto la carta que mandé por debajo de la puerta a las dos de la mañana.

Mientras, me enfoqué en quitar la piel muerta de mis labios y la dejé caer en la alfombra peluda. Veía como desaparecía en el vasto azul.

Antes, mucho antes y me refiero a antes de todo esto, antes de pláticas sobre divorcios y planes de mudanza, mis papás y yo íbamos al muelle con trozos de pan para darle a los peces. Cuando el pan se acababa, los tres nos quedábamos a ver el sol caer detrás del horizonte. Eso pensaba mientras lanzaba mi piel muerta en el azul de la alfombra. Imaginando peces comiendo los restos de mi labio en el mar de la alfombra.

—¿Malva?

No quería hacer sangrar mis labios pero jalé un cuero demasiado rápido y noté el ardor.

—¿Puedes abrir la puerta, hija?

La sangre no sabía tan mal. Un poco a sal.

—¿Hija?

Sangre en mis labios. Sangre.

¡Sangre!

Ya casi me iba a bajar. ¡No había pensado en eso!

Me había quedado sin toallas y debía encontrar la forma de conseguir más desde mi habitación. Sería un problema para mi yo del futuro.

Un suspiro del otro lado de la puerta y pasos.

No había pensado en las toallas pero sí en todo lo demás.

Tengo un cuarto de baño dentro de la habitación, así que la pipí, la popó y todo lo que viene después de eso estaba cubierto.

Había pedido un mini refrigerador para mi cumpleaños número quince y días antes lo había llenado de un menú sofisticado que consistía en tortillas de harina, queso, lechuga y chocolates. Tenía latas de atún y un garrafón de agua natural. También cereal, leche, alrededor de quince sopas de fideos instantáneos. Me había robado la tetera eléctrica de la cocina al igual que algunos platos y cubiertos.

La esquina de mi cuarto parecía un almacén preapocalíptico de un señor paranoico... si el apocalipsis del señor paranoico fuera el divorcio de sus padres.

Soy yo.

Yo soy el señor paranoico.

Mi mamá probablemente habría llevado la carta que había dejado del otro lado de la puerta y se la habría entregado a mi padre...

No quise preguntarme si mi madre se la habría leído ella misma, o si la dejó silenciosamente en la mesa de la cocina mientras le servía el café a mi padre. No quise pensar en las palabras que se habrían dicho o no.

Mi padre solía dejarme una hora antes de que iniciaran las clases porque él «debía estar siempre temprano en la oficina y le quedaba demasiado lejos». Pero ese día no tendría que preocuparse por dejarme y arriesgarse a unos minutos más de tráfico.

Era básicamente un favor para él.

Mi padre no lo vio así.

Escuché primero las pisadas, luego el grito de un nombre que ya no era mío. Después los golpes en la puerta.

Me asusté. No voy a mentir. Me asusté. De haber tenido líquido en la vejiga, lo habría soltado ahí mismo.

La puerta temblaba y creo que mis manos también. No podía estar segura, no cuando temía que la puerta se viniera abajo y con ella todo mi plan.

No dije nada. Estos días no veía necesario dirigirle la palabra a mi padre cuando no era absolutamente necesario.

Solo rompí el silencio cuando sus gritos insistieron desde la calle.

Yo grité, él también gritó. Al final se rindió.

Mis ojos se fueron de viaje y aterrizaron en los de mi vecino. Ónice Redona me miraba como si esperara algo más de ese pequeño espectáculo que acabábamos de dar. Mis mejillas se calentaron de inmediato.

El contacto visual es la peor norma social que pudimos haber construido como sociedad. Sentí que debía decir algo. Lo que fuera. Cualquier cosa. Pero yo estaba muy incómoda y cuando me siento así solo puedo ser honesta y…

—Este es el contacto visual más largo e incómodo en la historia de los contactos visuales más largos e incómodos —declaré. Porque cualquier otra cosa que hubiera salido de mi boca se habría sentido antinatural en mi lengua.

—Solo es incómodo si lo haces incómodo y tú, Malva, lo has vuelto incómodo.

—Gracias.

Nuestra conversación terminó en algún punto y yo solo podía imaginarme la reacción de mi mamá al leer:

Malva Canedo R., ante la convocatoria de Huelga de este Lunes 2 de Junio de 2023, pone en conocimiento de todos/as los/as tutores legales lo siguiente:
La convocatoria de huelga se rige por el derecho de huelga descrito por la ley. En consecuencia, los miembros del hogar Canedo R. garantizarán el derecho a hacer huelga de todos/as aquellos/as que lo deseen, en este caso, yo: Malva Canedo.

Durante la huelga se entenderán suspendidas las actividades diarias de Malva Canedo, incluyendo su actividades escolares. A los efectos procedentes, la señorita Canedo permanecerá dentro de su habitación como parte de su derecho a huelga y protesta hasta ver los resultados que ella desee. Dichos resultados son los siguientes:

* Anulación de los planes de divorcio por parte de los/las tutores legales.

* Anulación de los planes de mudanza por parte única del tutor.
* Anulación de los planes de integrar a Malva Canedo dentro de los planes de mudanza por parte única del tutor.

Los tutores legales deben garantizar la seguridad de las personas en huelga, por medio de alimento y bebida de ser meramente necesario, así como un ambiente libre de regaños o peleas. Se podrá efectuar publicidad de la huelga, siempre y cuando se haga de forma pacífica.

Atentamente,
La Dirección de la habitación
de Malva Canedo.

Me tomé la libertad de firmar con mi crayón favorito, el que lleva mi nombre. Agregué brillantina rosa para alivianar la seriedad de la carta, y una fotografía instantánea mía dentro del sobre. Al pie de ella había escrito «para que no me olviden». Me la había tomado con la antigua cámara que mi mamá y yo encontramos en un bazar hace unos años.

Después de unas horas escuché el sonido de la escoba en el suelo y el ligero murmullo de mi madre llorando. Mi corazón se hizo pequeño.

Yo sé que ella realmente no quiere el divorcio. Mi padre quiere llevarme lejos y ninguna de las dos ama esa idea. Estoy haciendo esto por ella. Por nosotras. Todo estará bien siempre y cuando siga mi plan.

Siempre y cuando no salga de mi habitación.

Decido hacer mi primera comida del día. Conecto la plancha y espero a que caliente. Pongo una tortilla de harina y dos rectángulos de queso. Cocino quesadillas en una plancha de ropa y me parece fantástico.

ÓNICE

—Solo pienso que, si haces otra fiesta, estarías salvando la vida de tu mejor amigo.

—¿Cómo es que una fiesta te salvaría la vida?

Alex lleva todo el maldito día intentando convencerme de hacer su fiesta de cumpleaños… en mi casa. Es martes, eso significa que el equipo de futbol practica en la cancha de tierra y pasto. Más tierra que pasto. Alex y yo nos sentamos en las gradas observando el entrenamiento. Mi ego me dice que yo habría podido ser un gran jugador. De habérmelo propuesto, sería bueno, pero decidí enfocarme en la música, así que nunca lo sabré.

—Fácil. Te lo explico. —Alex tiene una forma cómica de hablar, haciendo gestos exagerados con las manos, y ahí está, haciendo exactamente eso—. Ónice hace fiesta. Violeta va a fiesta porque Violeta vive con Ónice. Violeta invita a Esme. Esme invita a su hermana Angie. Angie invita a su mejor amiga Melanie. Melanie va y habla otra vez con Alex. Alex enamora a Melanie. Melanie se da cuenta de que Alex es el amor de su vida. Se hacen novio y novia. Se casan. Tienen dos hijos: Sofi y Mario. Viven los cuatro en una casa alejada de la ciudad donde crían vacas y cerdos y Melanie tiene su propia cosecha y yo me despierto temprano cada lunes para hacer mi propia leche.

Guau.

No estoy seguro de si estoy más sorprendido por su plan o porque dijo todo eso en un solo aliento.

—Leche de almendra —agrega, después de dar un respiro.

En otras circunstancias encontraría todo esto de lo más gracioso. En otras circunstancias. No en estas.

—Fallo en entender cómo todo eso salva tu vida —digo.

—Porque si no pasa nada de eso, Ónice, voy a saltar.

—Ah, claro. —Mi voz se ahoga con el sándwich—. ¿De dónde saltarás?

—Un lugar…alto. No lo sé. Pero sé que tú serás la persona que tendría que explicarle a mi madre por qué su hijo ya no está aquí. ¿Quieres eso? —Alex se acerca mucho a mi cara cuando pregunta eso.

—Quiero muchas cosas, de hecho.

—Mi madre jamás te perdonaría.

—No lo sé, le caigo muy bien a Susana —digo.

—No es cierto. No hay forma de saberlo, mi madre es una mujer muy fría. No recuerdo la última vez que dijo que me amaba.

—Una vez me dijo que yo era como un hijo para ella. —Le sonrío con la boca llena de pan y jamón.

Alex me mira, sus párpados aleteando.

—Eso es mentira. —No estoy del todo seguro si es una pregunta o una afirmación.

Me encojo de hombros. Decido que se quede con la duda y no respondo.

—De acuerdo. Pero cuando muera, mi fantasma te jalará los pies en la noche y haré que siempre huelas mis pedos.

«¿Los fantasmas se pedorrean?».

De cualquier forma, la idea de hacer otra fiesta me parece repugnante. No tengo ganas de hacer otra fiesta. Jamás. No desde la última vez.

No desde que *esa vez* fue la última vez que se me quedaría grabada la imagen de Esme entre las manos de mi hermana. Sus labios tocándose. Sus labios besándose.

Voy a vomitar.

Eso me pasa por comer. No debí haber comido. No hay nada que vaciar si no te llenas en primer lugar. No hay nada que duela si no te importa en primer lugar. Pero me duele, me duele porque me importa. *Odio que me importe*.

—Voy al baño —digo parándome demasiado rápido. Veo estrellas.

—¿Estás bien? No te ves bien.

—Sí, voy al baño.

Siento un ardor familiar en el estómago. Me agarro a la sensación. Me siento presente. Aquí estoy. Me concentro en el ardor e intento no pensar en la fiesta. No pensar en Esme. En Esme besando a mi hermana en mi fiesta de cumpleaños.

No sé qué es más patético: que tu hermana te robe a tu novia en tu propia fiesta o haber hecho una fiesta de cumpleaños en primer lugar.

Que ñoñería.

Lo gracioso es que no había sido mi idea, había sido de Esme. Ella fue la que me convenció de hacerla.

Camino por el pasillo y ahí, saliendo del salón de arte, está Esme.

Mierda.

No quiero ver su mano pero lo hago. Va de la mano de Violeta. Sus dedos entrelazados como serpientes.

Ahora sí voy a vomitar.

Las paso de largo.

Cuando llego al baño, vacío mi almuerzo en la taza como si de esa forma pudiera librarme de ese extraño dolor que me aprieta el pecho cada vez que pienso en ella.

MALVA

Son las ocho de la noche o algo cerca de esa hora. Escucho a mi papá llegar, como de costumbre.

Nunca había deseado que las paredes fueran a prueba de ruido tanto como hoy.

Mi padre grita algo que no quiero repetir en mi cabeza. Está enojado.

¡Pero al menos le habla a mi madre!

Lleva más de un mes sin dirigirle la palabra.

¿Esto cuenta como progreso?

Mi corazón se pinta de esperanza cuando escucho las pisadas frenéticas subiendo las escaleras.

Le grita algo desde el segundo piso y lo escucho más claro que nunca.

—¡O me haces caso o me largo con ella!

Cualquier pintura que estuviera creándose en mi pecho es interrumpida por puro gris. «Gris Carbón», como el color del crayón.

Quiero llorar. Llevo un día; sin embargo, comienzo a creer que llevará más tiempo de lo que pensé.

Sé fuerte, mamá. Sé fuerte. Yo sé que podremos salir de esto.

Mi madre solo tiene que aguantar un poco. Mi padre verá que no hay forma en el mundo de que yo salga de mi habitación y el propósito de mi huelga habrá valido la pena. Esto los empujará a hablar y reconsiderar todo.

Un día, después de que ambos lleguen de trabajar, se sentarán a hablar. Mi padre hablará, no gritará. No gritará nunca jamás.

Yo lo sé. Yo lo sé. Yo lo sé.

Mi mamá encontrará en ella ese amor que alguna vez le tuvo y volverá con el doble de fuerza.

Yo lo sé. Yo lo sé. Yo lo sé.

Las cosas no siempre habían sido así.

Érase una vez mi padre no gritaba. No era tan severo. No era tan… él.

Érase una vez mi mamá no se rendía tan fácil.

No estoy segura de qué pasó. De la noche a la mañana mi casa se convirtió en una casa hecha de naipes. Algún viento vino y la tumbó.

Es mi labor juntar las piezas. Es su labor construirla de nuevo.

Ellos alguna vez se amaron. Muchas veces se amaron.

Es verdad que también peleaban, pero cada vez que lo hacían yo lloraba tanto que no les quedaba otra opción más que parar.

Yo sé eso, que pueden parar.

Que puedo llorar tanto que no les quedará otra opción más que parar.

ÓNICE

Violeta es mi gemela fraterna. Cuando mi madre dio a luz, ella salió primero al mundo. No dudaría que mi hermana me hubiera tomado del tobillo dentro de la panza para evitar que yo saliera primero. No dudaría que hubiera tenido la misma expresión en la cara que la que tiene ahora. Como si supiera que lleva la ventaja en algo.

Violeta lleva el celular pegado al oído y me sonríe mientras dice los ocasionales «ajá», «súper», «va».

Han pasado cuatro días desde que Esme amaneció en la casa. Desde que vomité al verlas tomadas de la mano en la escuela.

Me estoy sirviendo un poco del estofado que nos dejó mamá antes de irse. Casi nunca vemos a mamá. Viaja mucho por su trabajo. Antes era conveniente, por el tema de las fiestas, pero no ha habido muchas fiestas desde… bueno, desde *eso*.

Violeta termina la llamada y volteo a verla. Sonríe como el gato de Alicia.

Abre muchos los ojos.

—Pareces loca.

—Estoy loca. —Se me acerca más.

No digo nada.

—¿Ya nos estamos hablando, Oni?

Me encojo de hombros. No sé si quiero hablarle. Considero que hablarle sería perdonarla y no la he perdonado. No planeo hacerlo.

—Porque si nos estuviéramos hablando te diría que estaba hablando con papá por teléfono.

No quiero admitirlo, pero acaba de captar mi atención. Opto por encogerme de hombros y tomo mi plato. Me siento en el comedor. Procuro que el lugar donde se sentó Esme quede lejos de mí.

Violeta toma un plato y comienza a servirse.

—Y si estuviéramos hablando te diría lo que me dijo.

Tomo un bocado. Violeta se sienta al lado del fantasma de Esme.

Me las imagino tomando el desayuno juntas y la idea me marea un poco.

—Ónice, tú *quieres* saber esto.

De acuerdo. Dejo el tenedor y me acomodo en la silla. Le hago un ademán con la mano y entiende que quiero que hable.

—Solo te diré si ya nos estamos hablando… ¿nos estamos hablando?

—Va, como sea. —Extiendo la mano en el aire.

—¡Okey! —dice juntando las palmas—, ¿recuerdas cuando papá se fue?

¿Está bromeando? El día que el señor se fue quedó por siempre grabado en mi cerebro. Si cierro los ojos todavía podría ver su carro doblando la esquina de la cuadra, yéndose para siempre.

Me quedo en silencio, viéndola, esperando que mi expresión lo diga todo.

—Bueno. ¿recuerdas por qué se fue?

—Por idiota.

Violeta suelta una risa.

Se ríe como un caballo.

—Bueno, ese idiota te compraría un carro nuevo si lo dejaras.

—¿Qué tiene de malo el jeepzoide?

—Se te queda varado a cada rato, Ónice. Apenas si funciona.

No es mentira. El jeep es viejo y se descompone a cada rato, pero preferiría arreglarlo con mis propias manos cada vez que se queda parado en medio de la calle antes que aceptar un regalo del señor padre.

—Nos estamos desviando del tema. —Violeta agita la cabeza y deja el tenedor en la mesa—. ¿Recuerdas que se fue porque perdió la carrera?

—No se fue por eso.

—Se fue gracias a eso.

No voy a pelear su idea, supongo que tiene algo de razón. El señor había entrenado un año entero para finalmente competir en el Festival del Queso Rodante. Se trata de un evento donde lanzan un queso para que ruede por la colina y los competidores deben correr y atraparlo. Hablamos de la competencia más estúpida y sin sentido que pudimos haberle robado a un país primermundista.

La cosa es que ir tras un queso suena más fácil de lo que en realidad es. La colina está tan inclinada que resulta casi imposible cachar el queso rodante, sin mencionar lo estúpidamente peligroso que es. De hecho nunca he visto a alguien que salga de ahí ileso. Los esguinces y las fracturas son más comunes de lo que uno pensaría y aun así cada año hay competidores entusiasmados en lanzar sus cuerpos por un maldito queso, ¡y eso que ni siquiera hay un premio monetario! El premio es el queso.

El premio es el queso.

Sea como sea, mi papá soñaba con ganar. Había entrenado todo el año.

El día que el señor compitió, terminó con una pierna fracturada y el cuello esguinzado.

Ni siquiera ganó.

Nunca lo vi tan enojado como cuando perdió. Su cuerpo se había lastimado, pero su ego era lo que realmente le dolía.

Como el señor no iba a poder trabajar en un rato, mamá consiguió un trabajo de medio tiempo en una tienda de abarrotes de veinticuatro horas. Eso significó dedicar su día a atender al señor y a criar a sus dos hijos de nueve años, y pasar las noches trabajando en la tienda para sostenernos. ¿Cómo le pagó el señor? Engañándola. Tenía tanto tiempo libre, acceso a internet y un corazón podrido que le valió cien gramos de mierda destruir a su familia. En cuanto se recuperó visitó a su nueva novia de internet y supongo que la vida con ella sonaba mejor que con nosotros y se fue.

Tan solo se fue.

Un día el señor padre se convirtió en el recuerdo de un carro doblando la esquina de la cuadra y nunca volvió.

Violeta habla con él de vez en cuando. Decidió quedar en buenos términos con él porque le compra lo que ella quiera. Creo que el señor se siente tan mal de abandonarnos que quiere comprar nuestro cariño con regalos, pero yo dejé de aceptarlos hace algunos años ya.

Aceptar algo de él sería aceptar lo que hizo. O al menos así se siente.

Ahorita podría estar gozando de un carro nuevo, pero somos mi orgullo y yo contra el mundo. Como dije, Violeta siempre ha sido más astuta.

—Pues papá va a volver. —Me regala una sonrisa. La misma que me daba cuando éramos niños y se comía todas las galletas de la abuela.

—¿Volver a dónde?

—Acá. —Encaja el tenedor con fuerza—. Va a competir. El idiota quiere ganar el queso… ah, y de paso quiere vernos. —Mi hermana se ríe en voz baja y sigue comiendo.

—¿Todo este tiempo y solo tomó un queso para que quiera volver a vernos? —No puedo evitar reírme.

Es una tontería. El señor nos abandona y no vuelve hasta que se le ocurre que el queso es la razón perfecta para aprovechar y ver a sus hijos.

El festival se canceló unos años después de que se largara, pero el año pasado lo retomaron. ¡Los ciudadanos quieren su queso!

—¿Y adivina dónde quería pasar los días?

—¿Quiere quedarse aquí?

—Quería, pero le dije que no fuera estúpido. —Dudo que haya usado la palabra «estúpido» con el señor que paga su escuela—. Le dije que mamá jamás lo dejaría pisar esta casa.

Cuando el señor decidió largarse de nuestras vidas mi mamá no se quedó a llorar. Tenía su carrera como sobrecargo así que la retomó. Descubrió que amaba la vida allá arriba en el cielo, y como sabía que a sus treintas ya no le permitirían ejercer, decidió ponerse a estudiar para ser piloto y a eso se dedica ahora.

En estos instantes, mamá anda en alguna esquina del cielo llevando la vida de decenas de personas en sus manos.

—Deberías competir —suelta de pronto mi hermana.

—¿Qué?

—Sí —dice poniendo los ojos en blanco, como si fuera la cosa más obvia que debía suceder. Me sorprende que sus ojos no se hayan quedado permanentemente en blanco de tanto hacerlo. Como esas muñecas viejas con ojos que se mueven—, deberías competir. Ganarle el queso a papá. Eso lo volvería loco.

Lo considero un poco, pero no debo darle muchas vueltas en la cabeza. El queso es lo único que el señor desea de este lugar. ¿Qué sentiría si su hijo que se rehúsa a hablarle se lo gana?

—No, Violeta. Eso lo destruiría. —Me pregunto si la sonrisa que he puesto también se parece a la de un gato.

El señor sabe que no lo considero mi papá, especialmente porque me rehúso a llamarlo como tal. Tan solo es el señor padre, o el señor, para más corto. Creo que sospecha que lo odio y, de ser así, estaría en lo correcto. También sé que yo tampoco soy de su agrado. Soy el único que se le pone al tiro.

Ganarle el queso rodante sería lastimar su ego. Eso es lo que quiero.

¿Es estúpido pensarlo?

No. Estúpido es dejar a tu familia por una mujer que encontraste en internet.

Quiero el queso.

MALVA

¿A dónde se va el amor?

¿Qué ruta toma cuando ya se cansa?

¿En dónde se esconde?

¿Por qué se esconde de mis padres?

Estos días estoy muy interesada en las preguntas, los techos y las ventanas.

Me asomo a la calle. Mi ventana no solo da hacia la ventana de mi vecino, es más es larga. Se extiende y camina y dobla la esquina del cuarto. Puedo ver la calle principal.

Mis cortinas me gustan abiertas. Estos son mis brazos abiertos al mundo, mis ojos quieren recibirlo todo.

Veo la ventana de la casa de enfrente, muy similar a la mía. La cortina está cerrada. ¿Ahí dentro hay amor? No conozco bien a la señora Tiana, pero estando aquí me he dado cuenta que cada mañana sale en su bata rojo intenso y deja un plato de comida en la entrada. Momentos después, un gato naranja aparece y se come la comida. Fuera de eso, no la veo salir mucho. Tan solo una o dos veces a la semana va y vuelve con bolsas del supermercado.

Me pregunto en qué piensa la señora Tiana cuando llega la noche y se acuesta. ¿Con qué preguntas apuñala el techo?

Espero que en su casa haya amor.

Espero que un día sus cortinas estén abiertas.

Tomo una nota adhesiva blanca del escritorio y busco en la caja de crayones.

Escribo: «Bermellón Inglés». Lo pego en mi ventana justo frente a su casa.

Decido que la señora Tiana sería «Bermellón Inglés». Un pajarito rojo que parpadeas y lo pierdes de vista. Una mujer que sale de vez en cuando en su bata roja.

Dejo el crayón junto a los otros.

Llevo años coleccionando crayones. Desde ediciones especiales, hasta algunos que no han estado a la venta desde hace más de cincuenta años. Antes solía cuidarlos como si se tratara de mi propio corazón, pero no veo el punto de dejar que las cosas acumulen polvo. El único propósito de un crayón es colorear, ¿quién soy yo para privarlos de su destino? Así que coloreo todo a mi paso.

Tengo alrededor de quinientos treinta y cinco crayones. Muchos repetidos, algunos rotos, pero todos amados y organizados por color. ¿Sabías que los crayones existen desde 1902? Esos son ciento veintitrés años de nuevos crayones. Claro, en un inicio solo fabricaban negros.

Estoy sosteniendo la caja de crayones cuando escucho el carro de Ónice estacionarse frente a su casa. Conozco el ruido porque siempre suena como si el motor estuviera a punto de explotar. Siempre he creído que su carro parece una calabaza. Me asomo a la ventana y veo a mi vecino entrar a su casa. Sus cortinas están cerradas, así que si entró a su cuarto no lo sabría. Es un lunes por la tarde, así que Ónice está volviendo de la escuela. Es lunes, llevo una semana aquí, guau.

Me pregunto si alguien ha notado que dejé de ir. No soy de muchas amigas.

No soy de amigas, fin.

Eso no es del todo cierto. Siena sigue siendo mi amiga, o mejor dicho, es amigable conmigo. Siena se volvió extremadamente «popular». La palabra me da risa. Lo que quiero decir es que tiene muchos amigos y la invitan a muchas fiestas. El nombre de Siena también está en la boca de muchas personas. Lo bueno de ser callada es que aprendes a escuchar y lo que he escuchado de ella son cosas buenas y cosas malas, sin embargo, yo no tomo a pecho lo que dicen los demás.

La Siena que conozco es la que me sonríe en los pasillos y me pregunta cómo estoy de vez en cuando.

Siena es linda.

Vuelvo a mis crayones y colores y pensamientos. Busco el crayón de Siena y sonrío para mí.

Se me colorea un sentimiento en el pecho. Algo muy similar a la nostalgia, pero muy similar a la tristeza también.

Tomo el crayón de Ónice.

Mi vecino alguna vez fue mi amigo.

Si todavía lo fuera podríamos hablar.

No he hablado con alguien en un largo tiempo.

Incluso cuando mi mamá toca mi puerta, yo no contesto.

Cuando mi padre me grita que salga, yo no contesto.

Podría…

—Podría hablar sola —le digo al suelo y procedo a aclarar la garganta.

Dejo los crayones y mis pies descalzos se mueven hacia la alfombra peluda. Camino en círculos. No es como que hubiera podido caminar mucho estos días. Moverme me hará bien.

—No tiene nada de malo hablar sola. Muchas personas lo hacen. Muchas personas hacen cosas aún más raras que hablar con ellas mismas… como esa señora que se dejó crecer las uñas y rompió un récord mundial… —Camino en círculos y círculos y círculos—. ¡Hay personas que se cortan las uñas y las guardan en frascos!... ¡eso es raro! —El sonido de un bufido interrumpe mi monólogo.

Alzo los ojos y Ónice está viéndome, asomado por la cortina.

No logro descifrar su mirada.

Ónice es tan inexpresivo que podría estar triste o podría estar increíblemente contento y nadie lo sabría. Al menos yo no lo sabría…, en realidad ya no sé mucho de él.

—Malva, ¿estás hablando sola? —De nuevo, sus ojos no me dicen nada. «¿Qué estás pensando, Ónice? ¿Me estás juzgando en este momento, o te parece gracioso, o es mera curiosidad? Dime, dime, dime. Necesito saberlo para actuar en concordancia. Si me estás juzgando, me sentiría mal, pero al menos podría pretender que no me importa». Si le parece gracioso entonces estaré feliz de haberlo hecho pasar un buen rato aunque haya sido a costa mía. Si genuinamente quiere saber si yo estaba hablando sola, por mera curiosidad, entonces podría dejar de sobrepensar mi respuesta y simplemente decir «sí».

Me pregunto si hay alguien allá afuera en el mundo que no sobrepiense cada interacción social que tiene.

Mi cuerpo nunca se ha sentido cómodo existiendo, mis palabras no hallan su lugar en el mundo.

—Puede ser —digo nada más. No sé si debería sonreír o no, así que no lo hago.

Me arrepiento de inmediato.

Sonrío.

—Bueno, te dejo seguir tu conversación.

Está a punto de cerrar su cortina, pero no quiero que se vaya. Quiero hablar. Necesito hablar. No me importa con quién.

—Ónice.

Se queda en pausa, viéndome expectante.

—¿Estás ocupado? —pregunto. Mis manos se encuentran y se agarran. Se aprietan. Se deslizan hasta los codos opuestos y ahora me estoy abrazando. No sé por qué me pone nerviosa mi vecino. Creo que es el hecho de que nunca sé qué piensa sobre mí. El hecho de que nunca supe por qué un día de pronto dejó de hablarme. Nunca se lo he preguntado.

—¿Por qué?

No estoy muy segura de cómo pedirle a alguien que hable conmigo. Por otra parte, tampoco estoy muy segura de cómo hacer que alguien quiera hablar conmigo.

Ónice Redona ve la hora en su celular. Quiere irse. Lo estoy aburriendo. «Tal vez por eso dejó de hablarme», pienso. Espanto el pensamiento con las manos y digo lo primero que me viene a la cabeza.

—¿Sabías que se hacen más de tres billones de crayones al año?

¡Bien! Ese es un buen tema, y es un tema que no muchas personas conocen.

Ónice aprieta los labios, da un suspiro y contesta:

—No lo sabía, Malva.

—Bueno, ahora lo sabes. —Soy muy consciente de mi rostro y mi cuerpo y no me queda nada más que esperar que me esté moviendo con naturalidad.

Me imagino como un árbol, plantada con firmeza en mi cuarto. Tan solo hay que dejar que mis ramas bailen con el viento. Me dejo ser.

—¿Tienes más datos interesantes, Malva? —Suena interesado, sin embargo hay algo en su tono. Algo que no descifro, pero no suena del todo honesto.

«¿Estás siendo cruel, Ónice?».

—El crayón más grande del mundo pesa mil trescientas cincuenta y dos libras y mide casi dieciséis pies de largo, eso equivale a seiscientos trece kilos y cuatro punto ocho metros —digo a pesar de mis dudas porque soy una caja llena de palabras que no siempre suele abrir.

—¿Y de qué color es? —Ónice abre mucho los ojos y esboza algo muy parecido a una sonrisa, pero se ve más como una mueca.

De cualquier forma la pregunta me llena de brillantina y estoy lista para echar todos estos brillos a la conversación.

Es aquí cuando creo que Ónice parece genuinamente interesado.

¡Brillantina!

—Es azul. De hecho, es «bluetiful».... es un juego de palabras. Te explico, verás, tomaron la palabra «blue» que significa azul, y la combinaron con «beautiful» que significa bonito. Es azul bonito. *¡Bluetiful!* —Si estoy hablando demasiado rápido, no me importa—. De hecho, yo lo tengo. No te muevas te lo voy a enseñar.

Corro a mi caja y me hinco para buscarlo.

—Tengo la versión miniatura —continúo, alzando más la voz—. Bueno, no es miniatura, supongo que es la versión «normal», pero en comparación es miniatura, ¿me explico? Así que ve el crayón e imagínatelo mucho más grande ¡Aquí está! —Me levanto y Ónice ya no está.

Estoy sosteniendo el crayón azul bonito en el aire, enseñándoselo a una cortina cerrada. A una ventana cerrada.

Unas lágrimas me preguntan si pueden salir, pero no les doy permiso.

Estoy bien. Todo está bien.

¿Cómo le explico a mi pecho que estoy bien?

¡Estoy bien!

Pecho, no tienes por qué sentirte pesado.

Ojos, no tienen por qué llorar.

Corazón, no tienes por qué sentirte solo.

No me siento sola. No me siento sola. No me siento sola.

Decido que me haré un vestido. Tengo una máquina de coser y montones de tela a la espera de ser transformados.

Hago el boceto del vestido en una hoja y uso mis crayones para agregar los colores.

No me siento sola. No puedo sentirme sola.

Estoy aquí por algo mucho más importante y trascendente.

¡Estoy bien!

ÓNICE

He estado corriendo. Si voy a ganar el queso, tengo que prepararme. Así que he estado corriendo.

Aún no logro desaparecer los mareos. Corro y después de cinco minutos comienzo a ver puntos negros y me siento como si fuera a desmayarme. Mis pulmones arden y pienso que voy a morir.

No me molesta la idea de morir.

Sacudo ese pensamiento. No vayas ahí, Ónice.

Es de noche y acabo de regresar de correr. Entro a mi cuarto. Desde la calle noté que Malva Canedo tiene la música demasiado alta y entrar a mi cuarto no hace que disminuya ni tantito.

Le diría algo pero… ayer la traté mal. Lo reconozco.

Es solo que no estaba de humor. Ayer que llegué de la escuela encontré a Esme en mi casa, sentada en el sillón viendo algo en la tele como si fuera dueña del lugar. Sentí un vuelco en el corazón.

Violeta aún no llegaba de la escuela. Dejé de darle aventón a Violeta desde que ocurrió… aquello. Además, ella siempre tiene personas que le den aventón; no sé por qué, pero siempre hay personas que aman su compañía.

—¿Cómo entraste aquí? —le pregunté. No alcé la voz, pero mis ojos gritaban todo.

—Tu hermana me dio una copia de sus llaves, dijo que podía entrar cuando quisiera

Pero ¿qué mierda?

—Claro, entonces esto significa que tú entrarás y saldrás a tu gusto, ¿no? Porque a la mierda lo que yo piense y a la mierda lo que yo quiera.

—Oni…

—¡Deja de llamarme Oni! —grité. Nunca grito, pero ayer le grité. Tuve que dar un buen respiro para calmarme.

Esme se levantó del sillón y dio pasos pequeños hacia mí. Llevaba sus chinos naturales. Cuando estábamos juntos siempre se los alisaba. No solo eso, tenía anteojos. Recuerdo que me decía que los pupilentes le irritaban los ojos, pero siguió usándolos… hasta ahora.

Está muy cambiada.

Cuando la veo, es Esme, pero no realmente.

De cualquier forma es guapa. Siempre se ve guapa.

—No te me acerques, Esme.

No se acercó.

—No te me acerques jamás.

No intentó dar un paso más, pero en el fondo yo quería que lo hiciera. Quería que peleara por mí o algo así de estúpido. Que caminara hacia mí y me abrazara. Quería que llorara y me pidiera perdón, que me rogara que la tomara de vuelta. Que me dijera que todo fue un error. Quería que dijera que me amaba. Que aún me amaba. De haberlo hecho yo… yo no sé qué habría hecho. Quizá la habría rechazado solo para hacerla sentir mal, pero la idea de herirla me da ganas de vomitar. Me pregunto si ella sintió eso cuando la descubrí con mi hermana.

Pero Esme se quedó ahí, helada.

No puedo borrar la imagen de sus ojos en mi mente. Parpadeaba como si estuviera ahuyentando las lágrimas, pero si lloró nunca la vi porque me largué de ahí antes de poder saberlo. Subí frenéticamente las escaleras y me refugié en mi cuarto.

Yo amaba a Esme, mierda.

La odio con todo mi ser, pero la amo. Creo que la amo.

¿Qué es amar a alguien sino sufrir por ella?

Es una maldita.

Pero la amo.

Fue la primera chica a la que alguna vez le dije eso. Que la amaba.

¿Acaso para ella no fue nada?, ¿no fui nada?

Sentía que me quedaba sin aire.

Estaba abriendo la ventana para que entrara el aire cuando vi a Malva Canedo caminando en círculos en su habitación.

No solo eso, sino que también estaba hablando… sola.

Claro.

Obviamente Malva Canedo estaba caminando en círculos en su habitación mientras hablaba sola, porque Malva Canedo es una rara y yo tenía tanto coraje.

¿Cómo puede verse tan feliz todo el tiempo?

Llevaba el cabello rosa recogido en dos moños y sus manos llenas de estampas.

—Malva, ¿estás hablando sola? —No sé por qué pregunté si ya sabía la respuesta. Creo que quería que se sintiera avergonzada. Cuando uno se siente de la mierda, uno hace cosas de mierda y quiere que otros se sientan de la mierda.

¡Mierda!

—Puede ser —dijo. Pude ver su rostro, se veía como si analizara qué más decir, qué más hacer. Me sonrió forzadamente.

La cuestión era que no se veía avergonzada, no realmente. Malva Canedo es difícil de avergonzar porque no sabe lo rara que es y no sabe lo miserable que me siento.

Iba a dejarla seguir con lo suyo, pero quiso hablarme. Quiso hablarme de cosas raras de mierda.

Le pedí que me siguiera contando sobre crayones, pero no notó el sarcasmo. *Era sarcasmo.*

Cuando se hincó para buscar algo, decidí irme.

Cerré la ventana y la cortina y la dejé ahí, hablando sola.

Sí, soy una persona de mierda porque me siento de la mierda y quiero que todos se sientan de la mierda.

Ahora Malva Canedo tiene la música demasiado alta y no puedo decirle que la baje porque ayer fui un estúpido, pero es de noche y acabo de correr y lo único que quiero es dormir.

Abro la cortina y veo en su dirección. La cortina y la ventana están abiertas, como siempre.

La veo de espaldas. Está plantada frente a su puerta como una palmera rosa, meciéndose levemente. Adelante y atrás, adelante y atrás.

La música es demasiado molesta. No sé quién esté cantando, pero parece que agoniza.

—¡Malva! —grito más no me escucha. Ella sigue meciéndose. Una rara.

—¡Ey! —grito nuevamente.

Me aparto de la ventana y me dispongo a buscar el puntero láser con el que suelo atraer al gato naranja que a veces ronda por ahí. Estoy buscando en el cajón cuando suena el celular. Es un mensaje de Violeta.

«Si no le bajas al volumen en este instante, te saco los ojos con las uñas»

«No soy yo», le contesto a pesar de que sigo enojado con Violeta por lo que pasó con Esme. Debo hablar con ella. Lo que ocurrió ayer no debe volver a pasar. No puede volver a pasar.

«¿Malva?», responde de inmediato.

«Malva». No pasa ni un minuto y Violeta ya está irrumpiendo en mi habitación, gruñendo.

—¡Oye, Malva! —grita mi hermana por la ventana. Malva no voltea, sigue viendo la puerta como si estuviera en una especie de trance—. ¡Que estés sorda no significa que nosotros queramos estarlo también!

Yo sigo buscando el puntero.

—¡Bájale a la puta música!

Mi hermana le grita otras obscenidades cuando finalmente lo encuentro y apunto hacia la puerta. Lo muevo en círculos y líneas hasta que capto su atención.

Malva se voltea.

Malva sigue meciéndose mientras nos mira.

Malva parpadea varias veces.

Malva está llorando.

¿Lleva llorando todo este tiempo?

Algo cambia en su mirada, como si estuviera saliendo del trance y corre a la bocina. Le baja el volumen.

—¿Estaba muy fuerte la música? —pregunta, acercándose a su ventana.

En ese momento tanto Violeta como yo entendemos todo. A lo lejos, detrás de la puerta de Malva hay gritos. Hay gritos y sonidos como de… ¿platos rompiéndose?

Violeta voltea a verme, está claramente incómoda, pero si no la conociera bien hasta pensaría que hay preocupación en su mirada.

—No, Malva. Solo queríamos saber quién canta… nunca habíamos oído ese tipo de música —contesto antes de que Violeta pueda hacerlo. Decido ignorar por completo que hay gritos viniendo de su casa.

—Es una cantante japonesa, ¿les gusta? —responde, ahora sin mecerse pero las lágrimas siguen rodando por sus mejillas. Se abren paso por encima de unas estampas que se ha pegado en los pómulos.

—No realmente. —Mi hermana será muchas cosas, pero amable jamás. Le lanzo una mirada furiosa y ella solo se encoge de hombros—. ¿Puedes bajar el volumen? Ya quiero dormir y puedo escucharte hasta mi cuarto.

Me asombro por el intento de amabilidad que emana de la voz de Violeta. Incluso preguntó si podría bajarle, en lugar de exigirlo. Bravo, Violeta.

—Claro, lo siento. —Malva voltea a ver sus dedos y se los lleva a los labios.

Violeta asiente. Está a punto de irse cuando se acerca a mí y me susurra.

—¿Qué diablos está pasando allá?

No creo que Malva haya escuchado porque ella ha vuelto a un trance en el que su única misión es jalarse la piel muerta de los labios.

—No lo sé, pero tú y yo tenemos que hablar sobre ayer. Asumo que tu *novia* te contó todo.

Espero que sienta el odio con el que digo la palabra «novia».

Violeta pone los ojos en blanco y se larga de mi habitación.

Una vez que nos quedamos Malva y yo solos el aire se vuelve aún más incómodo. No sé qué decir. Claramente algo terrible está pasando detrás de su puerta y claramente Malva no está bien. Su labio ha empezado a sangrar. Mierda. De acuerdo. Debo decir algo, no puedo dejar que se lastime así, ¿qué clase de persona sería si la dejara hacerlo?, ¿una persona de mierda? Supongo que sí lo soy, está más que claro que lo soy, pero…

—¿Qué es eso en tus mejillas? —pregunto.

—Me parece que son lágrimas.

Suelto un bufido. Ella no se ríe. No parece haberlo dicho de broma.

—Me refiero a las calcomanías. ¿Qué son?

—Oh —dice simplemente. Malva parece haber olvidado que las tenía pegadas, porque lleva ambas manos a sus cachetes y las toca con las yemas de sus dedos—. Son calcomanías.

Sus manos llenas de anillos de distintos tamaños vuelven a buscar sus labios.

—¿Puedes acercarte? Quiero ver qué figuras son —le digo, antes de que se haga sangrar más.

Saco la cabeza por la ventana, sosteniéndome del marco. Malva hace lo mismo. Creo que nunca habíamos estado así de cerca. Eso es mentira, antes estábamos así de cerca todos los días. Incluso más cerca. Pero eso fue hace años. Cuando Malva no tenía el cabello rosa, ni pestañas tan largas. Yo era más bajo y Malva era mi mejor amiga.

La veo parpadear y una última gota gorda cae en el vacío entre su ventana y la mía, directo al suelo. Malva voltea como si estuviera buscándola.

—Oh, no —susurra tan suavemente que si no viviéramos tan cerca ni siquiera lo hubiera escuchado.

—¿Qué pasa? —Examino el suelo junto con ella.

—Nada, es solo que siempre he creído que si caen lágrimas tristes en el suelo…

—Crecerán flores tristes, ¿no? —la interrumpo, antes de que pueda terminar. Recuerdo que ella decía eso cuando éramos pequeños. De hecho lo decía bastante porque Malva lloraba mucho.

—Te acuerdas.

—Bueno, lo decías mucho.

Malva sonríe tímidamente.

—Supongo que lloraba mucho, ¿eh?

Me abstengo de decir que todavía lo hace.

Malva no me ve a los ojos, sigue buscando su lágrima en el suelo y pensando en quién sabe qué. Tengo miedo de que vuelva a soltarse a llorar cuando suena un grito detrás de su puerta.

—Entonces, ¿qué tenemos aquí? —Me dispongo a inspeccionar sus mejillas y a cambiar el tema—. Es un pequeño arcoíris, algunas flores, mariposas y… ¿Qué es eso?

Señalo con el dedo índice su mejilla izquierda.

MALVA

—Pajaritos —contesto, esperando que la noche esté de mi lado y no deje que Ónice vea que estoy completamente roja. Tengo un par de rosas rojas creciendo en las mejillas y no hay forma de arrancarlas porque estoy perfectamente sonrojada. Pienso en mi crayón escarlata. Ónice no se da cuenta pero su mirada me colorea los cachetes de rojo. Rojo escarlata.

Intento no respirar. Estamos tan cerca que me da miedo que escuche lo rápido que va mi corazón, pero estamos tan lejos que sé que no lo hará. Mi corazón, ¿por qué va tan deprisa? ¿A dónde quiere llegar? ¿Irá tarde a alguna parte? Quizá vaya justo a tiempo.

Me animo a verlo a los ojos y me arrepiento de inmediato. El contacto visual no debería existir. Cuestiono la posibilidad de hacer una huelga para cancelar el contacto visual en el mundo. Estoy segura que habrá personas allá afuera que se unirían a mi causa.

Mis pensamientos son interrumpidos por su mirada.

Ónice me ve fijamente y no solo ve mis estampas sino que... me ve. Me ve como si intentara descifrar algo. Como si no entendiera cómo sumar las partes de mi rostro. Nunca nadie me había visto con tanto detenimiento, ¿por qué lo harían? No hay mucho que ver.

ÓNICE

Malva está roja y el miedo a estar incomodándola me trepa por la espalda. Tiene unas pestañas tan largas. Parecen alas cuando parpadea y ella parpadea bastante. Su nariz me recuerda a la de un pájaro. Larga. Sus orejas sobresalen como las de un duende. Lleva dos trenzas delgadas enmarcando su rostro. Sus ojos son enormes y cafés. Son profundos, y no del mismo modo que los míos. Los míos son casi negros. Los de ella son profundos como un tarro de miel espeso. Sumo todas las partes de su rostro en mi cabeza, intentando descifrar el resultado.

Sí, Malva está completamente roja.

Me aparto y meto la cabeza al cuarto. Ella hace lo mismo inmediatamente.

Los ruidos detrás de su puerta se calmaron.

Veo que ella se da cuenta también.

—Gracias —dice aún roja. Sus calcomanías se mueven de lugar cuando me regala una sonrisa pequeña.

—¿Por qué?

—Por… hablarme.

Sé que si existe un buen momento para disculparme, es este. Así que lo tomo.

—Lo siento… por ayer. Había tenido un día de mierda y… tan solo lo siento. No debí haberte dejado hablando sola. Fue cruel.

—Hablar sola no tiene nada de malo —dice encogiéndose de hombros. No había notado que llevaba los hombros descubiertos hasta ahora—, así que no tienes nada de qué disculparte.

Lleva una blusa de tirantes. Sus hombros están decorados con calcomanías iguales a las de sus mejillas, como si fueran pecas coloridas salpicadas en su piel.

—¿Por qué haces eso?

—¿Qué hago? —pregunta confundida.

—Me estoy disculpando porque fui una persona de mierda y tú dices que no tengo nada de qué disculparme, ¿por qué?

—No fuiste una persona de… de eso —dice, omitiendo la palabra «mierda». Si no estuviéramos en medio de esta conversación, me reiría de aquello. Cuando éramos niños, Violeta se empeñaba por hacer que Malva dijera groserías. Nunca lo lograba. Supongo que sigue sin decirlas.

—Sí lo fui, Malva, y está bien. Bueno, no está bien, pero tú y yo podemos reconocerlo y eso está bien.

Malva me ve, pensativa.

—Tienes razón, Ónice. Fuiste una persona de…

—Dilo.

—Fuiste una persona de mierda —dice, pronunciando «mierda» en voz baja.

—Dilo fuerte.

—¡De mierda! —dice Malva formando puños con las manos.

Ella suelta una risa. No sé por qué pero me llena el pecho de algo cálido. Le sonrío. Le sonrío de verdad.

MALVA

No necesito conocer al Ónice de hoy para saber que no sonríe mucho, pero ahí está compartiendo una sonrisa conmigo como quien le comparte un gajo de mandarina a un amigo en una cálida noche de verano.

Como si fuera lo más normal del mundo.

A mi corazón le nacen alas y comienza a aletear. Tengo que decirle que se calme. Que no tome vuelo. No quiero emocionarme, ¡pero no puedo evitarlo! De pronto, me siento niña otra vez hablando por la ventana con mi mejor amigo. Excepto que ya no somos niños, ni mucho menos mejores amigos.

Quiero quedarme en este momento. Las palabras están llenas de miedo de salir de mi boca, llenas de miedo de arruinarlo, de arruinar este momento tan perfecto. Después de un rato no digo nada, tan solo un sencillo:

—Te perdono.

Entonces, Ónice hace algo que no había visto en años: se sienta en el marco de la ventana, con ambas piernas colgando.

—Cuéntame sobre el crayón más grande del mundo. —Ónice no sonríe, pero hay amabilidad en su voz. En su voz de mantequilla sobre pan tostado.

Yo me siento en el marco de mi ventana, igual que él, con las piernas colgando. Cuando lo hago lo veo mirarme las piernas. Supongo que eso es lo que pasa cuando te llenas las rodillas de calcomanías.

Le cuento sobre crayones gigantes y crayones pequeños. Le cuento sobre cosas que no importan y él escucha. De vez en cuando pregunta algo, como si quisiera hacerme saber que sí está escuchando.

La noche es oscura, pero todo en mí se ilumina.

Esto era todo lo que quería. Tener a alguien con quien hablar.

Tener a alguien que quiera escuchar.

Algo en mí me dice que solo está siendo amable porque ayer fue grosero. O es porque escuchó a mi papá gritarle a mi mamá al otro lado de la puerta. No sé si le doy lástima y por eso me está hablando, pero prefiero darle el beneficio de la duda.

Siempre le daré a todos el beneficio de la duda. Tengo varias reglas y esa es una de ellas.

En algún momento Ónice se despide para dormir y en algún momento yo estoy en la cama repasando lo que acaba de pasar.

Intento no pensar en mis papás y decido pensar en Ónice cerca de mi rostro.

Pienso en lo lindo que sería tener a una amiga a quien contarle todo lo que pasó. A decir verdad, no tengo muchas amigas. Tengo a la señora Dodi y tengo a mi mamá, pero hablar con mi mamá está fuera del contrato.

A la mañana siguiente me sirvo el plato de cereal y lo como mientras escribo un correo electrónico a mi amiga:

Querida Dodo:

¿Ya nos decidimos sobre cuál apodo te sienta mejor? Estaba pensando que Dodo es apropiado. Eres única en tu clase y pronto te extinguirás... ¡broma! Ya sabes que estoy jugando. En realidad no pienso que seas tan grande de edad. ¡Estás en la cumbre de tu vida!

Te cuento que la vida en mi habitación va muy bien. Aún no me quedo sin comida y comencé un nuevo vestido, hasta abajo te dejo fotografías del boceto. Creo que quedará lindo.

No sé si te preocupaban las cuestiones del baño, pero mi habitación cuenta con su propio baño, así que todo eso está cubierto.

¿Me extrañas en los descansos? Yo te extraño. Extraño hablar contigo, extraño esconderme entre los libros, extraño cantar entre los estantes. Extraño poder sacar mi libro favorito cuando quiera. Por cierto, he dejado un crayón entre **Cumbres Borrascosas**, ¡no lo muevas!, retomaré mi lectura en cuanto vuelva.

Te extraño, ¿ya lo mencioné? Hasta ayer no tenía nadie con quien hablar, hasta que mi vecino decidió hablarme. Se llama Ónice y también va a la escuela, ¿lo conoces? No va muy seguido a la biblioteca, así que no creo. De cualquier forma, si lo ves, ¡sé amable con él! Él fue amable conmigo ayer.

¡Espero estés bien!

Con cariño,

Malva.

Mi cereal se ha hecho aguado. Detesto cuando eso pasa, pero me lo como aun así. En esta habitación no podemos darnos el lujo de desperdiciar recursos.

Cuando termino el desayuno, lavo el plato en el lavamanos del baño.

Son las onde de la mañana. No desperté lo suficientemente temprano para ver a Ónice irse, tan solo sé que se ha ido porque el jeep no está estacionado frente a su casa. Su cortina está cerrada. La veo mientras me pregunto si volverá a abrirla para mí.

ÓNICE

Sentí lástima por Malva. Esa es la verdad. Nunca se lo diría, pero así fue. Verla llorar solo me hizo sentir pena por ella. No quería ni imaginarme qué estaba pasando detrás de esas puertas. Ahora que lo que recuerdo, el señor Canedo siempre había sido… intenso, pero aquello sonaba demasiado violento.

Fue raro hablar con Malva. Se sintió natural, pero al mismo tiempo extremadamente raro. Malva sigue usando las manos para hablar. Sigue sin verme mucho a los ojos. Sigue siendo un tanto rara.

Hoy en la escuela me caché buscándola. Llevamos algunas clases juntos y no apareció en ninguna. Somos como cuarenta alumnos por salón y no la encontré entre todas las caras.

Es el descanso y Alex y yo caminamos por la pista de atletismo. No hay práctica ahorita, así que la tenemos libre para los dos. Dos palomas salen volando cuando pasamos a su lado y regresan al mismo lugar de donde partieron.

Pienso en la facilidad con la que las aves se echan a volar. Tan desapegadas del suelo. Tan entusiasmadas por escapar. Un movimiento en falso y se esfuman. Me gustaría saber si las aves tienen la capacidad de extrañar. Si la tienen, ¿extrañarán el cielo más que la tierra y por eso se van?, ¿o la tierra más que el cielo y por eso regresan?

—De acuerdo, chécate esto. Hacemos una fiesta. Yo limpio, compro todo, y al día siguiente limpio todo también.

Alex le da mordidas a su rebanada de pizza mientras habla. Mi estómago gruñe. ¿Cuándo fue la última vez que comí? No recuerdo.

—Alex, ¿qué tengo que decirte para que entiendas que no quiero hacer una fiesta en mi casa nunca más?

—Ónice, ¿qué tengo que decirte para que entiendas que mi vida amorosa depende de esta fiesta?

—Ah, claro, me había olvidado de el-amor-de-tu-vida-Melanie.

—Además, piénsalo bien. Si haces una fiesta y te besas a alguien frente a Esme, ¿no sería esa la venganza perfecta?

Ni siquiera sé si a Esme le importaría. Esa es la clase de cosas que te importan cuando amas a alguien y dudo que lo que sea que Esme sentía por mí fuera amor.

Pero la idea de besar a alguien no suena mal.

A decir verdad nunca me ha ido mal en esos rollos del amor y las chicas y los besos y lo que sucede después de eso. Cuando Esme me engañó con mi propia hermana, me golpeó el ego. Especialmente porque esa no era la primera vez que me sucedía algo por el estilo. ¡Era la segunda vez que sucedía!

No quiero decir que todas se mueren por mí, pero tampoco puedo decir que no tengo de donde elegir. Y yo la elegí a ella. A Esme. Y Esme eligió a Violeta.

Supongo que una fiesta no suena tan mal. Supongo que ya lloriqueé lo suficiente. Supongo que un clavo podría sacar otro clavo. Quizá con un poco de suerte podría involucrarme con una amiga de Esme, a ver si le duele.

Paso el resto de las clases pensando en a quién me gustaría besar en una fiesta cuando Malva aparece en mi cabeza. ¿Qué hace aquí? No quiero besarla. Preferiría saltar de la ventana de mi habitación a tener que besarla.

Explicaré algo de Malva que nunca me atrevería a decirle en la cara. Malva es muy rara. Es ruidosa y callada a la vez. Es orden y desorden. Es pura felicidad y puro llanto. Recuerdo una ocasión, debimos haber tenido alrededor de unos seis años, ella y yo coloreábamos en su cuarto. Malva tarareaba algo en voz baja cuando de pronto soltó un grito agudísimo. Me sobresaltó tanto que sentí un hormigueo horrible en las manos. Volteé a verla. El grito duró unos diez segundos. Su mamá vino corriendo, se arrodilló a su lado y empezó a abrazarla. Supongo que no era algo tan extraño para su mamá. Actuaba como si supiera exactamente que hacer. La abrazaba fuerte y la mecía de lado a lado. Le decía que todo estaba bien. Acariciaba su cabello una y otra vez mientras Malva lloraba, en silencio.

Su mamá me dijo entonces que no me preocupara, que a veces Malva sentía cosas con demasiada intensidad. Nunca supe qué lo desató pero concluí que aquello era entendible… a los seis años. Pero cuando tienes once y Malva está frente a toda tu clase y se suelta llorando porque está exponiendo sobre el calentamiento global… eso es difícil de entender. O cuando tienes dieciséis y Malva se empeña en abrazar todos los árboles de la escuela… ¿cómo explicas eso? ¿Quién diablos se pone a abrazar árboles?

Odio admitirlo, pero comencé a sentir vergüenza. Violeta también. Los niños pueden ser bastante crueles y empezaban a burlarse de Malva mientras más crecíamos y por ende empezaron a burlarse de Violeta, de Siena y de mí.

Es decir, se sentía como si juntarse con Malva fuera suicidio social y a los doce años uno decide cosas para sobrevivir. Para pasar desapercibido.

Un año más tarde, Violeta y yo encontramos un nuevo círculo de amigos. Siena era la única que aún le hablaba de vez en cuando. Por lástima, me imagino.

Cortar a Malva de mi vida fue difícil. Comencé a dejar de iniciar conversaciones, a rechazar planes, a cerrar las cortinas… A veces, cuando la veo deambular por la escuela con su mochila llena de llaveros tintineando mientras anda, pienso que si está sola es por mi culpa. Violeta no comparte ese sentimiento. Ella piensa que las personas van y vienen y cambian y no hay nada que nos fuerce a seguir juntos.

Claramente Violeta no comparte ventana con Malva.

MALVA

Veía por la ventana al gato de la señora Tiana. Deambulaba en la calle y les gorjeaba a los pájaros que volaban alto. Me encontraba entretenida viendo la caza del gato cuando una sensación familiar presionó mi abdomen bajo. Comprendí, entonces, que cada día llega con una maleta llena de problemas.

Hoy llegó con un problema rojo.

Ya me bajó.

Sangre.

No tengo toallas.

Quiero llorar.

Considero la posibilidad de salir de mi cuarto. Estoy segura que mi mamá tiene toallas en su baño, podría salir y nadie lo sabría. Tanto mi mamá como mi padre están fuera, trabajando.

Envuelvo el calzón con mucho (mucho) papel y me quedo frente a la puerta. No puedo abrirla. Todo en el cuerpo me dice que no lo haga.

Sí, soy supersticiosa, ¿y si lo arruino?

No abro el paraguas dentro de la casa, no paso debajo de una escalera… no debo salir de mi cuarto. No quiero arruinarlo. No puedo arruinarlo. Debo. Quedarme. Adentro.

Me echo en el suelo. Me desangraré aquí. Toda la sangre saldrá escapando de mi cuerpo y cuando me encuentren ya estaré drenada. Este es el fin del mundo. Este es el fin de mi mundo.

No puedo creer que me encontrarán tirada en el suelo, desangrada, con papel en el calzón.

No.

No.

No.

¡No puedo desangrarme aquí! Tendré que salir y todo se habrá arruinado. Este es mi fin.

Moriré desangrada.

Denle mi carne al gato de la señora Tiana.

Soy una telaraña de emociones acumulando polvo en el suelo cuando escucho el jeep de Ónice llegar. Había sido tan amable conmigo, estoy segura que aún quedará un poco de amabilidad dentro de él como para ayudarme con algo tan sencillo como correr a la tienda, ¿no?

Espero a que entre a su casa y en menos de 10 minutos veo movimiento detrás de su cortina. Ya está adentro, de acuerdo, ahora solo tengo que pensar en cómo llamar su atención para que abra la ventana.

Tengo una colección de rocas esparcidas debajo de toda la cama. Empecé esta colección cuando comencé a preguntarme si las rocas también se sentían solas. Sentí lástima por ellas. Algunas de ellas. Hay rocas que se ven felices, esas las dejo ser, pero hay rocas tristes. Esas me las llevo, les pinto una cara y las coloco debajo de mi cama, de forma que ahora no están solas, tienen una familia y son felices debajo de mi cama. Quizá podría arrojar una de ellas a su ventana, una de las pequeñas, pero eso significaría alejarla de su familia… ni modo, hay sacrificios que se deben hacer.

—Lo siento, pequeña. —Le doy un beso a mi roca y la lanzo hacia la ventana de Ónice.

Cluck.

No obtengo respuesta así que lo intento con otra.

—Adiós, amiga.

Cluck.

¿Es en serio?

Siento ganas de llorar. Por mis rocas, por mi sangre, porque no puedo salir, porque Ónice no me escucha. Considero la posibilidad de que Ónice me esté ignorando. «Es posible», pienso. Lleva siete años ignorándome.

Ahora sí empiezo a llorar.

En eso, Ónice aparece moviendo su cortina y abriendo la ventana.

—¿Malva? ¿Estás bien?

Quiero decirle «sí», pero mentir nunca ha tenido sentido para mí, así que le digo la verdad.

—Estoy sangrando —le digo.

—¿Cómo? ¿De dónde? —Ónice me barre con la mirada, buscando de dónde podría estar emanando rojez.

—De mi útero.

Es difícil saber si estoy incomodando a alguien sin que me lo digan directamente, pero con Ónice no es difícil notarlo. Desde que era un pequeño humano hace esta cosa con sus ojos cuando se pone nervioso: parpadea dos veces seguidas.

Me animo a verlo a los ojos, para ver si sus ojos se vuelven pájaros que dan sus dos aleteos nerviosos.

—Oh, lo lamento. —Y ahí están. Dos aleteos de ojos.

Si no estuviera en medio de esta crisis me haría gracia haberlo podido adivinar. Algunas cosas nunca cambian.

—No hay nada que lamentar, no es tu culpa.

He parado de llorar. No me doy cuenta que estoy viéndolo fijamente a los ojos, hasta que vuelve a parpadear dos veces. Ónice tiene los ojos oscuros. Son profundos como pozos que nunca acaban. ¿Me pregunto qué habrá en el fondo?

—Ónice, necesito tu ayuda.

ÓNICE

¿En qué podría ayudarla? Estos días hemos hablado más de lo que hemos hablado en los últimos… ¿qué? ¿Seis años? Y la única razón por la cual le hablé es porque sentí una deuda emocional que saldar. Fui yo quien se apartó de ella. Fui yo quien decidió ignorarla por completo.

Malva tiene los párpados repletos de brillos azules. Hay rastros de brillos hasta en sus mejillas. Supongo que esa es la ruta que toman los brillos en sus ojos cuando llora.

—Necesito toallas. —Comienza a explicarme. Los brillos azules combinan con las calcomanías de estrellas azul eléctrico que se pegó en todo el cuello. Malva es rara. Incluso al vestirse. Lleva un vestido blanco y corto de tul. Parece un cielo nublado con estrellas azules colgando… y cabello rosa—. Lo que quiero decir es que, me gustaría que me consiguieras toallas. Mejor dicho, ¿crees que puedas conseguirme toallas? Sería ir a la tienda, comprar toallas y traérmelas. Yo te daría el dinero, claro. No esperaría que tu gastes tu dinero en… mis… toallas.

Malva parpadea frenéticamente al hablar y esquiva mi mirada entre cada pestañeo. Espero no sonar grosero cuando digo:

—¿Por qué no puedes ir tú?

Oh, no. Me temo que sí soné grosero porque Malva baja la cabeza y observa sus manos. Encuentra algo interesante en su pulgar y se lo lleva a la boca. Empieza a morder. Temo que una lágrima se vuelva a abrir paso en su rostro. ¿Por qué tiene que llorar tanto? ¿Por qué tiene que llorar por todo? No puedo ser la única persona que encuentra este comportamiento sumamente estresante, ¿cierto?

—No puedo salir, Ónice.

Malva dejó su pulgar y ahora está concentrada en pellizcar la piel de su labio.

Quiero preguntar por qué, pero es como si Malva me leyera el pensamiento porque dice:

—Simplemente no puedo.

Quiero preguntarle si esta es una de esas cosas que no puede hacer simplemente porque «no cree en ellas», como cerrar sus malditas cortinas. Pero algo en la forma en que se hace sangrar el labio me da la sensación de que se trata de algo más. Aunque con Malva nunca se sabe la seriedad de lo que sea que esté pasando en realidad.

Recuerdo una vez en clase de Física, la profesora explicaba cómo era posible que algunas estrellas estuvieran «muertas». Todo ese rollo de que la luz tarda en viajar hasta nuestros ojos y que hay estrellas ya muertas cuya luz sigue viajando… bueno, Malva, quien no suele participar en clase, alzó la mano. La profesora le dio la palabra. Malva se puso de pie y pregunto: «¿Hay estrellas muertas?, ¿y no hay forma de saberlo?».

La profesora estaba dando su explicación cuando Malva se suelta llorando. ¡Llorando! Malva lloraba por estrellas muertas. Al día siguiente, Malva iba vestida de negro. Se sentó callada y veía el cielo por la ventana. Lo único que logró fue obtener un reporte por no llevar el uniforme correspondiente.

Con Malva no se sabe si es algo serio. Decido no cuestionarla. Decido no meterme en lo que sea que esté pasando.

Pero también pienso en los gritos de la otra vez, cuando Malva intentaba ahogarlos con música. Pienso que realmente no la he visto en clase. Tampoco la he escuchado tintineando por los pasillos.

Pienso que es mejor no entrometerme.

Pero pienso que no me cuesta nada ir a la tienda.

Accedo. Sin preguntas.

Malva me lanza un avión de papel. Me da instrucciones de desdoblarlo y lo hago. Es una lista de cosas que debo conseguirle. Fantástico. Ahora le hago los mandados a Malva Canedo.

Estoy saliendo de mi casa cuando Alex llega en bicicleta. Trae gotas de sudor cayendo por su frente. Deja que la bicicleta azote en la banqueta. Su cabello chino viene esponjado.

—Ónice. Viernes. ¿Fiesta? —dice entre cada jadeo.

—Alex. Viernes. Fiesta. —Asiento, burlándome de la falta de condición.

—¡Júralo!

—Pero tú limpias y compras todo.

Alex da un salto y se pone a aullar.

—¿Acabas de aullar?

—Sí, lo he hecho.

—Acabas de aullar como lobo.

—Como lobo alfa —señala.

—Qué puta pena me das.

Alex se ríe. Abro el jeep y nos subimos al carro.

—Di lo que quieras, Redona, pero eres parte de mi manada y lo sabes.

Alex vive a algunas casas de aquí, así que al terminar mi incómoda conversación con Malva, le di luz verde a Alex de hacer la fiesta en mi casa, pero solo si llegaba en menos de cinco minutos. Digamos que tardó siete minutos, casi.

Nos dirigimos al mercado. Alex conecta su celular al *bluetooth* y pone su *playlist*.

—Tienes que escuchar esta canción, te va a cambiar la vida.

Le bajo el volumen a la música.

—Alex, no.

—¿No qué?

—No puedes ser la clase de persona que dice cosas como «escucha esta canción, te va a cambiar la vida» y procede a poner una canción de The Smiths.

—Sí que puedo, de hecho soy esa clase de persona. —Le sube a la música.

—Me rehúso a asociarme con alguien así.

—Todos nuestros amigos son así. ¡Tú también lo eres!

—Yo no.

—Sí, tú, especialmente tú. ¿Qué hay de cuando me pusiste el álbum de Pink Floyd?

—Teníamos catorce años. Ahora tenemos dieciocho, estamos por salir de la preparatoria… hay que empezar a pensar en qué clase de hombres queremos ser en esta sociedad —digo adoptando un tono serio.

—¿De qué diablos me estás hablando?

—No lo sé. —Me río. Pero tan solo un poco. Hacer desatinar a Alex es de las pocas cosas que me producen risas. De esas audibles que se te escapan sin querer. Es pequeña mi risa, pero existe. A veces olvido que existe.

Alex me da un golpe en el hombro, pero es él quién gime de dolor.

—Ónice, ¡puedo sentir tu hueso! Come algo.

Esta vez no me río.

Seguimos escuchando música y hablando de todo y nada, cuando finalmente llegamos al mercado.

Alex me tira mierda porque me estaciono mal. De alguna forma he logrado abarcar dos espacios.

—El jeep es demasiado grande —digo defendiéndome.

—Claro, échale la culpa al jeep.

Entramos por las puertas automáticas del mercado cuando saco la lista que Malva me hizo. Los dobleces de lo que alguna vez fue un avión de papel aparecen en la hoja.

Resultó ser que no necesitaba únicamente toallas, así que se tomó el tiempo de hacer una lista. Escribió en una hoja: «La lista súper corta de cosas que necesita Malva».

La lista consta de lo siguiente:

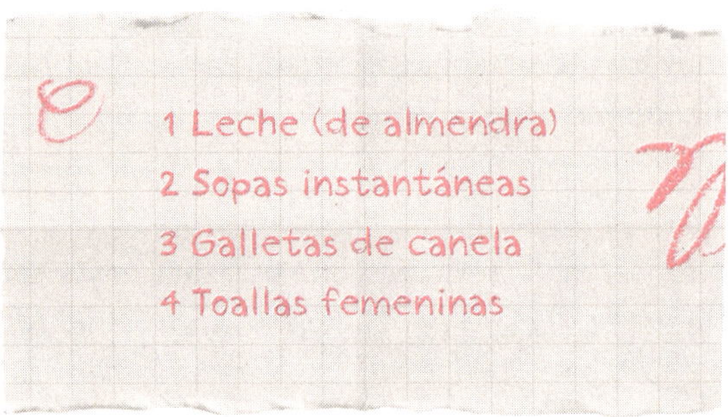
1 Leche (de almendra)
2 Sopas instantáneas
3 Galletas de canela
4 Toallas femeninas

Noto el crayón rosado. No tengo que ser un experto en crayones para saber de qué rosado se trata. La he visto escribir con este color por tantos años que ya sé que se trata de «Rosa Malva».

Me incomoda saber eso. Me incomoda que mi cerebro haya decidido almacenar ese pedazo de información.

—Antes de ir por las cosas de la fiesta tengo que conseguir esto —le digo a Alex, sacudiendo la hoja. Alex me la arrebata y empieza a leerla.

—«La lista súper corta de cosas que necesita Malva».

Damos dos pasos y se detiene.

—¿Qué es una Malva? —pregunta. La confusión se lee en sus cejas increíblemente arqueadas.

—Mi vecina. Se llama Malva.

—¿Y qué hace una Malva para convencer a un Ónice de hacerle sus mandados? ¿Es muy bonita o qué?

—Ya la conoces, Alex. —Tomo uno de los carritos y lo empujo.

—¿Qué? No. Yo recordaría a una Malva. Especialmente si es guapa. ¿Es guapa?

—No lo sé. Supongo. Ya sabes lo que dicen… la belleza está en los ojos de quien mira, o algo así. —Busco el pasillo de las cosas de mujeres. El carrito se traba y rechina al andar. Me molesta el ruido.

—Ugh, eso es exactamente lo que alguien diría de una fea.

Pongo los ojos en blanco. Alex es un pesado.

—Alex, tú ya conoces a Malva. Va a la escuela. Cabello rosa. —Piernas largas, agrego mentalmente.

—No me suena.

—Tenemos como dos clases con ella, Alex.

Se encoge de hombros.

—No importa. Lo que importa es que estoy haciéndole un favor y ahora tenemos que encontrar toallas femeninas.

—No sabía que eras tan amable.

Estamos parados frente a un muro de toallas femeninas. Hay tantos colores y tamaños y marcas que no tengo idea de qué estoy buscando exactamente.

—Solo toma unas —dice Alex después de un rato.

—¿Pero cuáles? ¿Las Maxi?

—¿Maxi?

—Maxi.

—¿Qué significa eso?

—¿Que sangra mucho? No lo sé, ¿cómo voy a saber?

—Tienes una hermana, Ónice.

—¡Tú también!

—¡Tiene como trece!

—Según la ciencia esa es una edad razonable para…

—¡Shhh! ¿La ciencia? ¿Tú qué sabes de ciencia? Ya no quiero hablar de esto. —Alex voltea a los lados—. Buscaré ayuda profesional.

Alex se va, dobla el pasillo hacia la derecha. No sé qué estoy haciendo aquí. Me había librado de Malva, hace años que lo había logrado. Tuve que arruinar en menos de una semana lo que me tomó años conseguir porque ver a Malva llorar me hace sentir algo que no sé cómo explicar. Como si fuera mi culpa. Es tonto. Lo sé. Mi estómago empieza a rugir.

Pero antes de que pueda pensar en comida, Alex regresa tomado del brazo de una señora cómicamente pequeña.

—Encontré a una experta.

—¿Experta?

—¿Quién mejor que una mujer que ha sangrado por muchos, muchos años?

—Ni tantos, niño —refuta la mujer—. ¿Qué es lo que buscan?

—Toallas —decimos al mismo tiempo.

—Sí, pero ¿qué tipo?, ¿qué tamaño? ¿Cómo es el flujo de tu novia?

—Woah —alzo las manos—, nadie dijo nada de flujos o novias.

La señora, que nos dijo que se llama Dodi, nos da una explicación sobre la menstruación y con ella, también nos ofrece varias opciones para diferentes situaciones y diferentes… flujos. No es que me dé asco, tan solo es raro. No me imagino a mí mismo expulsando sangre de mi aparato reproductor masculino una vez al mes. Mucho menos me imagino funcionando en sociedad así. Es decir, mierda, ¡estás sangrando!, ¿qué demonios?

Al final decido llevar cinco opciones, porque Malva falló en contarme qué tipo de flujo tenía, o qué estilo prefiere, o que tamaño le conviene. Además cinco es suficiente, ¿no? Una caja de toallas al día, ¿tal vez? No tengo idea, tampoco es como que quiera hacerme una idea.

—Cuando una mujer está en sus días, el simple hecho de existir se vuelve difícil y ni hablar de los cólicos. Deberías llevarle algo para el dolor y algo más que le guste mucho, ya sabes, para animarla. Algo como su dulce favorito o su postre favorito. Tu novia estará encantada. Mi exmarido jamás hizo algo así por mí. Por algo estamos divorciados.

La señora Dodi habla murmurando, como si hablara para sí, pero esperando que la escuches.

—No es mi novia —digo nuevamente.

—Después de que le lleves algo lindo querrá serlo, muchacho. —La señora Dodi me da unas dolorosas palmadas en la espalda. No sabía que una señora tan pequeña podía tener tanta fuerza en la mano.

—Sí, muchacho. Llévale su postre favorito a tu Malva. —Alex sonríe y yo resisto el impulso de golpearlo con el carrito.

—No. Ella solo pidió lo de la lista, además ni siquiera la conozco tanto.

—¿Tu novia se llama Malva? —pregunta la señora Dodi. Tiene que voltear la cabeza completamente hacia arriba para verme a los ojos.

—Sí. Digo, no. No es mi novia, pero la chica sí se llama Malva.

—Oh.

La señora toma nuestro carrito y empieza a empujarlo. El carrito es apenas más pequeño que ella.

La vemos caminar, confundidos, hasta que se detiene de pronto.

—Bueno, ¿son tontos o qué? Síganme.

Alex y yo la seguimos mientras pone diferentes cosas en el carrito: pastillas de no-sé-qué, una compresa y una cubeta de helado. Una vez que parece haber terminado, se voltea y me dice:

—Trátala bien, muchacho. Malva es… Malva es todo lo que está bien en tu escuela. —Dodi me pasa el carrito de compras.

—¿Mi escuela?

—Yo voy a tu escuela.

—Con todo respeto —interviene Alex—, ¿no está muy grande para ir a nuestra escuela?

—Chistosito.

La señora Dodi se va, murmurando algo para sí que no alcanzamos a oír.

—¡Gracias por la ayuda! —exclamo a lo lejos.

—¿Realmente vas a comprarle todo eso? —pregunta Alex, inspeccionando el carrito.

—Supongo… no es tan caro, además ella me dio algo de dinero y…

—¿Y qué?

—No lo sé, parece que está pasando por cosas.

—Yo estoy pasando por cosas, ¿qué me tiene que pasar para que me des helado sabor… —Alex toma la cubeta y entrecierra los ojos— «Leche de Cereal»?

—¿Sabor leche de cereal? ¿Qué es eso?

—El helado de tu Malva.

—No es mi Malva. —Le doy un golpe en el brazo.

Alex tan solo se ríe y pone las manos en alto en señal de rendición. Continuamos recorriendo otros pasillos poniendo cosas para la fiesta en nuestro carrito.

MALVA

Me encuentro enfocada en mi nuevo proyecto. El nuevo vestido que estoy haciendo para no sentirme sola. Solo que hoy estoy enfocada en él para no pensar en mis papás o en los terribles cólicos que siento en el vientre.

Tengo un pequeño duende dentro de mí que me desgarra los órganos. Anda corriendo con un cuchillo, desgarrando todo a su paso. Me doy un golpe suave en el abdomen. Muere duende, muere.

La costura me ayuda. La costura me ayuda mucho. Le agarré cariño gracias a uno de los talleres de la escuela y no había tenido oportunidad de enfocarme completamente en esto hasta ahora.

Decidí hacer un vestido con varios sobrantes de tela que tenía. Algo ecléctico y lindo y lleno de colores pasteles. Hablo de telas de cuadros pequeños rosas, tela blanca, tela lila, tela azul con flores blancas, etc. Planeo hacerle un cuello enorme de esos de muñeca. ¡Quedará hermoso!

Estar todo el día en tu habitación tiene sus ventajas.

Salir al mundo está sobrevalorado.

Si tuviera que salir, ¿podría hacer esto? No lo creo.

Estoy cosiendo dos telas entre sí con la máquina cuando escucho la voz de Ónice.

—¡Malva! —grita desde su lado del mundo.

Me paro al instante y me acerco a la ventana.

Ónice existe en su ventana, al lado de su mejor amigo, Alex.

Siempre los veo a los dos en la escuela. No son populares, pero estoy segura que todas saben quién es Ónice y por ende quién es Alex. Sobre todo, saben de sus fiestas. Todos saben de sus fiestas.

Yo sé de las fiestas, no porque tenga la fortuna de ser invitada, sino porque vivo aquí al lado. La casa de Ónice se llenaba de vida, de luz, de risas, de cosas a las que nunca me invitaban... La ventana y cortina de Ónice permanecían cerradas. Hubo tan solo una ocasión en que mi vecino olvidó cerrarla. La luz de mi lámpara bañaba levemente su habitación.

Me senté en la ventana a leer y absorber la música de la fiesta. Mucha gente encuentra la música como un gran distractor, pero a mí me gusta, supongo que no tengo problema para concentrarme en las letras aunque haya música a todo volumen, pero ¿sabes qué si me da problemas para concentrarme? Ver a Ónice y una chica besándose intensamente. Entraron de pronto y sin previo aviso. Aunque, pensándolo bien, nadie avisa para entrar a su propia habitación, ¡pero deberían!

Ónice tenía en sus manos la cintura de una chica de cabello larguísimo. Le besaba los labios, y las mejillas, y el cuello. Quise volver a mi lectura. Lo juro. Pero Ónice cerró la puerta de la habitación con el pie y yo temía que algo pasara... algo que no quería ver...

Cuando era niña Ónice me parecía el niño más increíble del mundo. Era gracioso y dulce y encantador. En ese momento sus hoyuelos no eran tan profundos y yo era más alta que él. En ese momento Ónice tenía una forma lindísima de hacerme sentir especial. De hacerme sentir que siempre tendría un lugar reservado en su mesa. Me gustaba. Me gustaba muchísimo. De la forma más intensa que una niña puede gustar de un niño. Antes, que él estuviera a una ventana de distancia era el regalo más maravilloso que la vida pudo haberme dado. Pero en ese momento, viéndolo con las manos en la cintura de una chica... Fue una broma terrible y cruel. Muy cruel.

Aquella vez cerré el libro con fuerza para hacer saber mi presencia, pero la música ahogó cualquier asomo de ruido. Tosí una vez. Tosí dos veces. Nada. Al final me rendí. Me coloqué los audífonos y me eché al suelo. Pasé la noche viendo el techo y preguntándome cómo sería querer ser besada. Ignoré la ventana e ignoré la tentación de preguntarme cómo sería querer ser besada por él.

—¡Tú debes ser Malva! ¡La del cabello rosa! —grita su amigo. Me sobresalto. No hay necesidad de gritar, estamos lo suficientemente cerca para escucharnos en un tono normal. Me salgo del laberinto de los recuerdos y pienso en lo que acaba de decir Alex. ¿Está actuando como si no me conociera?, ¿o realmente no me conoce? Quizá solo esté jugando a que no me conoce.

—Tú debes ser Alex... el del cabello chino —digo, porque supongo que es divertido seguirle el juego. En realidad yo ya sé quién es. Tenemos cuatro clases juntos.

—Te conseguimos tus toallas. —Alex alza la bolsa de tela y la sacude, con una sonrisa que cubre todo su rostro.

—Técnicamente yo las conseguí —menciona Ónice, arrebatando la bolsa.

—Técnicamente fue la señora Dodi —aclara Alex, levantando el índice.

—¿La señora Dodi? —pregunto. ¿Cuáles serían las probabilidades que se hayan encontrado a la señora Dodi fuera de la escuela?, ¡y cuáles eran las probabilidades que Dorotea haya dicho que su nombre era Dodi! ¡Dodi! ¡Mi amiga Dodi! Claro que tengo una amiga, y es la señora Dodi.

—No sabíamos qué toallas conseguirte, así que buscamos ayuda de una profesional —menciona Alex con un todo divertido.

—¿Una profesional? —Me río.

—¿Quién mejor que una mujer que ha sangrado por muchos muchos años? —dice Ónice rápidamente.

Alex y Ónice intercambian una mirada que no logro descifrar. De poder hacerlo, les tomaría una fotografía. Son lindos. Dos mejores amigos compartiendo la clase de mirada que solo ellos dos saben lo que significa. Siempre he soñado con *esa* clase de amistad.

Dodi es increíble, pero… no es *eso*.

No nos imagino en mi cuarto, intercambiando miradas cómplices que solo ambas entendemos.

Sin embargo, la idea de Dodi, «la profesional», ayudándolos a escoger mis toallas me llena el corazón de brillantina y no me queda más que explotar en una risita.

—Dodi es mi amiga —explico.

—¿La señora Dodi es tu amiga? —Ónice se acerca más al marco de su ventana.

—Mi mejor amiga —aclaro en voz baja.

—Tiene sentido, es una señora muy agradable —dice Alex, sin cuestionarlo. Se acerca a Ónice. Ambos sentados en el borde de la ventana.

Por toda una semana no había hablado con nadie y ahora me encuentro intercambiando múltiples palabras con dos muchachos. ¿Muchachos? ¿Chicos? ¿Tipos? No tengo idea de cómo referirme a ellos. Opté por compañeros. Dos compañeros de clase. Me pregunto cuántas palabras tendríamos que intercambiar para considerarlos mis amigos, y cuántas palabras tendríamos que intercambiar para que ellos me consideren su amiga. ¿Diez mil?, ¿cien mil?, ¿un millón? ¿En cuántas palabras cabe una amistad?

—La señora Dodi es todo menos agradable —declaro. Ella era inteligente, compasiva y de buen corazón, pero no era agradable. Prefería los libros a las personas y te lo hacía saber. Nunca he entendido por qué me permite pasar los descansos con ella. No creo que sea lástima, de serlo me lo hubiera dicho hace tiempo.

—Sí, en realidad da un poco de miedo. —La voz de Ónice es mantequilla en un pan tostado. Es suave y ligeramente rasposa. ¿Cuándo le cambió tanto? Cuando éramos niños, Ónice tenía una voz chillona, graciosamente chillona. Ha cambiado tanto físicamente y su voz no se quedó atrás.

—Mucho mucho miedo. Pero, creo que ella es todo lo que está bien dentro de la escuela —digo encogiéndome de hombros.

—Mmm —continua Ónice—, eso es exactamente lo que dijo de ti.

Brillantina. En. Mi. Corazón. Pero ahora está explotando en mis mejillas. Mis mejillas son montañas que se alzan sobre el mundo entero.

Dodi me encuentra agradable, ¿por qué otra razón diría eso?

—¿La señora Dodi es maestra? Nunca la había visto antes —interviene Alex.

—Es la bibliotecaria. La verías si fueras a la biblioteca alguna vez.

Ónice ahoga una risa y sonríe al suelo, como si quisiera ocultar que mi comentario le hizo gracia. Su mirada se enfoca en algo, allá, en el suelo lejano.

El celular de Alex suena. Lo saca del pantalón y ve la pantalla un momento.

—Bueno, Malva del cabello rosa, fue un placer pero tengo una casa a la cual regresar.

—Y gracias a Dios por ello —murmura Ónice.

Alex del cabello chino se acerca a Ónice y le dice algo al oído que no logro escuchar. Después sale de la habitación. Nos quedamos Ónice y yo viéndonos un rato. Debería decir algo. No logro entender por qué no puedo hablarle con facilidad. Hubo un tiempo donde hablarle era lo único que sabía hacer, lo único que quería hacer. Y se me daba tan bien. ¡Y lo hacíamos todo el tiempo!

Creo que ahora me resulta intimidante. Como si me diera miedo que lo que fuera a decir no fuera bueno, o importante, o interesante. Ónice es un gato negro en la ventana y yo tengo un miedo terrible de asustarlo. De alejarlo. Otra vez.

La idea de Ónice como un gato negro tiene todo el sentido del mundo en mi mente.

Su sonrisa, cuando me daba el privilegio de verla, era como la de un gato. Su cabello era oscuro, casi negro y sus ojos… Sus ojos profundos y oscuros.

—¿Lista? —dice finalmente, interrumpiendo mis pensamientos.

—¿Qué?

—Te pasaré tus cosas, ¿lista para cacharlas?

—No soy buena cachando cos…WOAH —exclamo mientras una sopa instantánea me golpea la cabeza.

Mi vecino aprieta los labios. ¿Está intentando no reírse?

—¿Estás intentando no reírte?

Ónice lanza otra sopa y solo logro cerrar los ojos y estirar los brazos para esquivar el golpe.

Su risa explota, pero no en brillantina. No. Su risa es otra cosa. No estoy segura qué, pero sé lo mucho que quiero que vuelva a suceder. Como quien sabe que vienen fuegos artificiales, pero no sabe cuándo, y cuando suceden, son completamente brillantes. Mágicos. Resonando en tu pecho.

—Malva Canedo, aún no eres buena en los deportes.

—No estoy segura de que cachar sopas cuente como un deporte.

—Oh, lo es. Búscalo. De hecho, están considerándolo como el nuevo deporte para las Olimpiadas. —Sus manos en los bolsillos van perfectamente con el tono casual con el que habla. Es tan… cool. Y yo ni si quiera sé si es cool decir que alguien es «cool».

—Anda, lanza otra. —Me paro con las manos en alto, lista para cachar.

Ónice lanza una más y mis reflejos solo dan para agacharme y unas galletas vuelan sobre mi cabeza.

—Tu coordinación sigue siendo pésima.

—¿Sigue? —pregunto. Nunca, repito, nunca hemos hablado de los momentos que compartimos hace años.

Pero dijo «sigue». Esto es lo más cercano que he tenido a saber que no lo imaginé todo. Que, de hecho, fuimos amigos alguna vez.

Ónice deja de sonreír y podría jurar que hay un asomo de vergüenza. O quizá eso es lo que yo quiero que él sienta.

—Dame un minuto.

Lo veo caminar de un lado a otro. No sé qué está haciendo. Sale de su habitación y cuando regresa, sostiene una cuerda.

—Cacha el extremo.

Nos toma dos intentos para que logre cacharla.

Mi vecino toma la cuerda y la pasa por las correas de la bolsa. Alza el brazo lo más que puede y la bolsa se desliza torpemente hacia mí.

—Dodi me ayudó… nos ayudó a conseguir otras cosas para tus… días.

Echo un vistazo dentro de la bolsa.

En este momento algo se me abre en el pecho, como si mi corazón fuera una flor cuyos pétalos no sabían que podían abrirse.

—¿Cuánto dinero te debo? Esto es más de lo que te di. —Yo le había lanzado dinero antes de irse pero definitivamente no alcanzaba para todo eso.

—No me debes nada.

—No, no, no, claro que te debo. ¿Cuánto fue? —Debe de estar jugando. No hay forma en el mundo que Ónice me haya comprado todo esto sin que espere que se lo pague de vuelta. ¿Quién hace eso?

—Así está bien, en serio.

Podría llorar. Te juro que lo haría si no fuera por el hecho de que temo que una vez que empiece a llorar no sepa cómo parar.

Así que me contengo.

Guardo la flor en mi pecho y no dejo que llueva.

—Nunca nadie había hecho algo tan lindo por mí. Gracias.

En la bolsa hay una cantidad hilarante de toallas, una compresa caliente y lo mejor de todo, mi helado favorito.

Hay amor en esta bolsa.

Es decir, sé que Ónice no siente *amor* por mí, sino porque Dodi recordó mi helado favorito. Quizá Dodi sea la amiga que siempre quise. Quizá no la he valorado como debería. Quizá las mejores amigas surgen de los lugares más inesperados.

Dodi nunca me ha dicho que me ama, pero recordó mi helado favorito… y Ónice lo pagó.

—¿Estás llorando otra vez? —Ónice me lo menciona antes de que me dé cuenta de que, en efecto, estoy llorando. Mi pecho es un jardín, así que permito que llueva. Que llueva todo lo que tenga que llover. Soy puras flores y hay que regarlas.

—Lloro mucho, ¿de acuerdo? Esto es lo que soy.

—Voy a… yo… lo siento. —Suena más como una pregunta.

—¿Por qué lo sientes?

—Te hice… te hicimos llorar.

—Son lágrimas felices, Ónice. Esta es la mejor clase de lágrimas. Mira.

Me acerco a la ventana y asomo la cabeza. Dejo que una lágrima feliz caiga desde el segundo piso hasta la tierra. Ahora crecerán plantitas felices.

—Eres algo serio, Malva. Definitivamente eres algo serio.

—Espero que algo serio, pero bueno. —Me vuelvo a resguardar en mi habitación. Limpio la última lágrima con la manga del suéter lila solo para mancharla de sombra de brillos azul.

—Definitivamente algo bueno.

—En serio, gracias, Ónice.

—No es para tanto, fue idea de Dodi.

Pero sí es para tanto. *Es para tanto* para alguien que suele recibir tan poco.

Tengo un pensamiento. Es pequeño, pero se arrastra en el fondo de mi cabeza como un gusano. Un gusano que anda alrededor de todos mis miedos.

¿Hizo esto porque es amable o porque le doy lástima?

Aplasto el gusano y me dejo ser feliz.

Me permito la ignorancia cuando significa cuidar mi corazón.

Siempre cuido mi corazón.

ÓNICE

No iba a decirle que sentía lástima por ella. Que esa era la razón por la cual había comprado todo eso y no le había cobrado.

Sentía lástima por ella. *Siento* lástima por ella. No sé qué esté ocurriendo en su lado de la ventana pero no parece ser algo bueno. Luego está todo ese rollo de no salir de su cuarto, ¿qué es eso?

No solo eso, sino que también me da lástima porque sé que siempre anda sola en la escuela y no tiene a nadie y alguna vez me tuvo a mí, pero…

Pero el pasado se encuentra allá lejos y no hay por qué traerlo de vuelta.

—A la fiesta, Ónice. Me refiero a la fiesta. —Alex y yo nos encontramos en clase de Historia. Prestaríamos atención si lográramos entender alguna de las palabras que pronunciaba el señor Cabrera, pero tiene la manía de hablar tan rápido que apenas se le entiende. No sé de qué habla, tan solo logro entender que alguna vez hubo una guerra y por alguna razón había pasteles involucrados.

—¿Tú? ¿Tú quieres invitar a Malva a la fiesta? —Mi voz era el intento de un susurro—¿Por qué?

—Porque me mentiste. Dijiste que Malva era fea y no lo es.

Alex llevaba rato hablando de la fiesta y se le metió en la cabeza la idea de extender la invitación a mi vecina.

—Nunca dije que…

—¿Hay-algo-más-interesante-para-ustedes-que-mi-clase-muchachos? —El señor Cabrera dice rápidamente.

—Malva —me susurra Alex.

Quiero que Alex deje el asunto. Antes de antier ni siquiera la ubicaba como una persona que existiera y la forma en que le habló causó un no-sé-qué dentro de mí. Me molestó que estuviera siendo tan amigable, pero no entiendo el porqué. Alex suele ser amigable con todo mundo, especialmente con las chicas.

A la hora del descanso, Alex insistió en acompañarme a mi casa a la hora de la salida. Que quería hablar con Malva. No entiendo su recién descubierta fascinación con mi vecina. Es decir, Malva no tiene nada de especial. O mejor dicho, tiene todo de especial, pero no en el buen sentido. Malva es ruidosa, terca, rara y llora por todo. Malva es, como he dicho, un huracán rosa de piernas largas.

—No puedo creer que nunca la hayas visto. Siempre anda por la escuela corriendo o tarareando. No solo eso, sino que su mochila tiene cientos de llaveros que suenan cuando anda por los pasillos. Puedes escucharla llegar a kilómetros de distancia.

—Vaya, no sabía que la tenías tan checada.

—Basta, no la tengo checada. —Pero personas como Malva son difíciles de ignorar.

—La escuela es demasiado grande, además nuestros salones tienen… ¿qué?, ¿cuarenta alumnos cada uno? Es difícil conocer a todos.

—Supongo —digo únicamente porque ya me cansé de hablar del tema.

—El punto es que ahora conozco a Malva y quiero que Malva vaya a mi fiesta de cumpleaños.

—¿Podemos dejar de llamarla fiesta de cumpleaños? Suena demasiado estúpido.

—Bueno, reunión de cumpleaños. Junta de celebración. Como sea, pero tienes que invitarla… es la única chica que realmente quiero que vaya.

Está jugando, ¿no? Ni siquiera la conoce. Ni siquiera sabía que existía.

—¿Qué hay de Melanie?

—¿Quién? —Alex muerde una galleta de chocolate del tamaño de su cara.

—Melanie. El-amor-de-tu-vida-Melanie.

—¡Oh! Ella. No lo sé, Ónice. Solo traté a Melanie esa única vez y tal vez fui muy apresurado en pensar que ella era el amor de mi vida. Tal vez es alguien más.

—¿Alguien como Malva?

—¿Entonces tú también lo ves? Creo que tendríamos bebés muy guapos.

Está bromeando, yo sé que está bromeando. Debe de estar bromeando. De cualquier forma me está molestando. No quiero pensar en Alex y Malva y sus posibles bebés.

Además, Alex siempre hace esto. Conoce a alguien y jura que es el amor de su vida. El año anterior tuvo una novia por una semana, hasta que terminó con ella de la forma más mierda porque una chica de otro grado le dijo que su cabello era bonito.

Además Malva no es su tipo. A Alex le gustan las guapas. Malva no es guapa.

Aunque supongo que no es fea.

Es solo que Malva es… Malva. Es todo lo que ha sido desde que tengo memoria. Tan solo… Malva.

Se arregla con muchos colores. A veces se pone pequeños puntos de colores en las mejillas como si fueran pecas, o llena sus párpados de brillos azules. Otras veces se coloca estampas en el cuello y en las manos, y ni hablar de su ropa.

He visto a Malva hacerse ropa con tul y telas raras.

Malva es un payaso color pastel. Esa es la mejor forma de describir su apariencia.

Eso y que tiene piernas largas.

—Acabas de conocerla, hermano.

—Eso no es verdad, toma una clase conmigo.

«En realidad son como cuatro», pienso.

Antes de hace unos días, Alex no tenía idea de quién era Malva, y ahora ¿es su nueva obsesión?

—Si quieres invitarla, hazlo tú.

—De acuerdo, pero ¿puedes darme su número? La invitaré por mensaje.

¿Por mensaje? Si le gusta, que la invite en persona.

—No tengo su número. —No es mentira. No recuerdo alguna vez haber necesitado su número. Malva siempre ha estado ahí. A una ventana de distancia—. ¿Y por qué te gusta? Malva no es exactamente tu tipo.

—No me gusta… —Alex juega doblando y desdoblando su servilleta manchada de chocolate.

—¿Entonces?

—No te burles de mí.

—¿Qué?

—Malva parece ser… buena persona. Como la clase de persona que no te juzgaría.

¡No sabes nada de ella!

—Además, su risa es adorable.

«¿Qué vas a saber tú de su risa?».

Las mejillas de Alex se han tornado del color de mi manzana.

—Yo me río de ti todo el tiempo, ¿no te parece adorable mi risa? —bromeo forzando una sonrisa.

Ya no tengo hambre. Mi manzana acabará en el fondo del basurero para el final del descanso.

—Eres un idiota. —Alex se ve realmente decepcionado. Ante esto, no me queda más opción que acceder. Sólo porque será su cumpleaños y en realidad no tengo razón alguna para enojarme. Al menos eso me digo. Intento convencerme que esta nueva fascinación de Alex por Malva no es de mi incumbencia.

—Está bien. Llegando a mi casa invitaré a Malva a tu fiesta de cumpleaños.

MALVA

Intento no darle mucho espacio en mi mente a lo que ha ocurrido entre mis papás. Es verdad que han empezado a hablarse (¡lo cual es un gran progreso!), pero parece que se limitan a pelear.

Pasó algo esta mañana y no estoy segura de cómo sentirme al respecto.

Me encontraba en la cama desayunando el sobrante del helado que Ónice, o mejor dicho, Dodi me escogió. Estaba derretido así que se trataba más bien de una malteada. Le estaba dando cucharazos cuando escuché un toqueteo en la puerta.

Toc, toc.

—¿Malva?

Era mi mamá. Me puse de pie lentamente mientras escuchaba.

—¿Podemos hablar?

Los huesos de mis pies descalzos tronaban al caminar sobre la alfombra. Llegué a la puerta y consideré responder. Consideré decirle: «Sí mamá, me muero por hablar contigo. Te extraño». Pero hacerlo significaría romper el contrato. Mi contrato. No puedo darme esos lujos, debo demostrar mi postura y mantenerme en ella.

¡Soy una estatua inamovible!

Escuché el suspiro de mi mamá.

—Malva, no puedes quedarte ahí para siempre.

«No es para siempre, es hasta que tú y padre arreglen las cosas».

—¿Siquiera estás bien? ¿Tienes comida? ¿Agua? —Mi mamá intentó abrir, pero se topó con un cerrojo puesto. Incluso si un día lograra abrir la cerradura, no podría abrir. Puse un buró que impide que se abra la puerta.

—Solo quiero saber si estás bien, linda. No estoy enojada, tan solo… quiero verte.

Sí, estoy bien, sí, estoy bien, sí, estoy bien. Si la telepatía existiera, ese fue el momento perfecto para probarlo. ¡Estoy bien!

—Malva… te extraño. Sal, hablemos y resolvamos esto, ya pasaron varios días y no puedes quedarte ahí para siempre.

Mi corazón se hizo pequeño, diminuto, una hormiga que quiere caber por el resquicio de la puerta y ver a mi mamá. Quería decirle que no es para siempre, que es solo en lo que se arreglan. En lo que recuerdan cómo es amarse.

Entonces escuché sus pasos alejándose.

La extraño.

Pero extraño más tener una familia.

ÓNICE

Abro la cortina.

Encuentro a Malva concentrada en su máquina de coser. La veo durante un rato. Tiene la lengua de fuera, cosa que hace desde niña. Solía hacerlo cuando estaba concentrada.

El cabello cae por uno de sus hombros. Lo trae suelto y revuelto.

Supongo que no es fea.

No lo sé.

Alex parece haber encontrado un interés especial en ella por alguna extraña razón. Lo más raro es que me retuerce el estómago. Como si la idea de que Malva le diera esa atención hiciera que me ardiera la panza.

De la habitación de Malva llega música, esta vez es tranquila y melódica y a un volumen plenamente razonable. No hay gritos saliendo de su casa, pero son tan solo las tres de la tarde.

Pienso bastante en qué voy a decirle. «Oye, Alex quiere que vengas a su fiesta, ya sabes… esas fiestas que siempre hacemos en mi casa y nunca te habíamos invitado hasta ahora porque Alex no se había enterado de tu existencia, lo cual es un poco raro porque eres muy difícil de pasar desapercibida. Realmente no quiero que vayas porque Alex te invita, de hecho, si él quisiera invitarte él debería de hacerlo, pero no tiene forma de contactarte porque ni siquiera yo tengo tu número, lo cual solo denota lo mierda que soy porque fui yo quien decidió ignorarte por completo por como ocho años… y medio».

Las cosas que diría si fuera completamente honesto pertenecen a rincones que nadie conocerá, especialmente Malva.

Me doy cuenta de que dejé el puntero en el marco de la ventana. Lo tomo y lo apunto hacia la tela llena de flores que tiene malva en las manos. Ella lo nota y voltea sonriendo.

Hay demasiada emoción en sus ojos. Lleva las mejillas y la nariz llenas de pintura.

Su maquillaje es muy diferente al que usa Esme. De hecho, Esme se maquilla muy bien.

En realidad, así es como Esme y Violeta empezaron a hablar, porque Violeta quería aprender a maquillarse como ella.

Cuando yo invitaba a Esme a comer o a hacer tareas, antes de irse iba a la habitación de Violeta para enseñarle esas cosas del rubor y las sombras. Solían cerrar la puerta y reírse muy alto. Jamás me hubiera imaginado… todo parecía tan normal…

El punto es que Malva no se ve como Esme. El maquillaje de Malva es colorido, es… raro. Está lleno de colores, brillos y figuras.

—¿Qué haces? —le pregunto tranquilamente, viendo sus ojos llenos de miel.

Malva se muerde el labio inferior mientras toma la tela floreada y la alza frente a mí.

—¿Qué piensas de esta tela? —me pregunta.

—Pienso que es la tela más fea que he visto en mi vida.

Espero que note mi sinceridad escondida en humor, o mi humor escondido en sinceridad.

—No digas eso frente a ella —dice con indignación. Yo suelto un bufido porque pienso que está bromeando, pero nada en su rostro me dice que lo haya dicho jugando.

—Creo que *ella* estará bien.

—Tienes razón, ¿sabes por qué? Porque yo creo que ella se siente muy orgullosa de ser ella. Fea y todo, es feliz de ser ella. —Tiene la nariz en alto.

No estoy seguro si seguimos hablando de la tela.

—¿Qué harás mañana en la noche? —pregunto, cambiando por completo el tema.

—¿Mañana en la noche?

—Mañana en la noche.

—Estaré aquí… haciendo… —Malva observa a su alrededor, como buscando la respuesta en alguna esquina de su cuarto—. ¡Haciendo crochet!

—Mi *abuela* hace crochet. —Parece que Malva se empeña en tener los mismos gustos y pasatiempos que una abuela.

—¿No te acuerdas? Tu abuela me enseñó a hacer crochet. Ella hace muchas cosas y las hace muy bien. Aún recuerdo las galletas de manzana con canela que hizo en mi cumpleaños, ya sabes cuando cumplí ocho. Siguen siendo mis galletas favoritas de toda la vida… bueno al menos eso creo, hace mucho que no las pruebo. —Su voz se va haciendo pequeña al hablar.

Supongo que es un poco mi culpa que Malva dejara de ver a mi abuela. En algún momento Malva dejó de ser una invitada regular en mi casa, o en mis planes, o en las visitas a la abuela. La culpa me acaricia la nuca. Me rasco.

—Bueno, si llegas a terminar tus cosas del crochet —empiezo a decir, la mano aún en el cuello—, puedes venir a la fiesta que habrá aquí en mi casa.

Malva abre mucho los ojos y parpadea intermitentemente. Parece la caricatura de una persona.

—¿Fiesta? —pregunta finalmente.

—Fiesta.

—¿Tuya?

—Técnicamente de Alex.

—¡Alex! —Suelta la tela y junta sus manos.

¿Por qué le emociona tanto?

—Es por su cumpleaños —añado.

Malva da unos pequeños aplausos.

—¡Su cumpleaños! Qué emocionante. Gracias por invitarme yo… —Malva vuelve a buscar el resto de las palabras en las paredes de su cuarto. Parece encontrarlas porque su semblante cambia por completo—. No puedo ir, pero gracias. En serio, gracias.

—¿No puedes? ¿El crochet no te deja?

Quiero que encuentre gracioso mi comentario, pero no lo logro.

—No era mentira cuando te dije que no puedo salir, Ónice.

Malva se acerca a la ventana y se sienta en el marco, una pierna larga de fuera y otra doblada en el marco. Creo que esta es una invitación a platicar y yo la tomo. Me siento igual que ella de mi lado de la ventana.

—¿Por qué no puedes salir?

—Si salgo, mis papás se van a divorciar.

MALVA

Le cuento todo. Soy vómito verbal y lo suelto en sus manos y en sus paredes y en el espacio que hay entre él y yo. Le cuento sobre el divorcio, sobre los planes malévolos de mi padre de llevarme con él lejos, cómo planea pelear la custodia (dado que sigo siendo menor de edad, aunque estoy a nada de dejar de serlo), le cuento sobre el contrato, sobre mi plan, sobre todo lo demás. Le explico cómo he vivido de sopa instantánea, latas de atún, quesadillas y cereales, le explico que por eso no pude ir yo misma a la tienda. Le. Cuento. Todo.

—Wow.

Es todo lo que dice. Sus ojos están fijos en mis zapatos que se balancean en el aire. Mis converse negros tienen estrellas bordadas. Un proyecto que hice el verano pasado. Ónice no deja de verlos.

—Lo siento, Malva —dice después de un rato.

—No es tu culpa.

—Lo sé, aun así lo siento. Los divorcios son mierdosos.

Me hace gracia la palabra «mierdoso» así que suelto una risa débil. Una risa sin ganas. Una risa cansada porque ha corrido por toda la historia de mis padres.

Entonces me cosquillea un sentimiento. Estoy orgullosa de mí.

Me río más fuerte. En menos de un minuto ya me estoy carcajeando.

Ónice me ve como si estuviera completamente loca. Como si hubiera perdido la cabeza.

—¡Te conté todo eso sin llorar, Ónice!

Doy unos aplausos y él me acompaña con otros. Somos dos personas aplaudiendo desde nuestras ventanas y por alguna razón me siento… ligera. Hasta un poco feliz.

—Así que por eso no puedo salir, pero gracias por la invitación a tu fiesta.

—Quizá puedas asistir desde tu ventana.

—¿Desde mi ventana?

—Sí, es decir, nunca abro mi puerta en las fiestas, pero podría hacer una excepción y puedes hablar con quien sea que entre al cuarto… puedes revisar que nadie haga nada en mi cama. —Se ríe ligeramente.

Yo sonrío. Ónice es amable. Tal vez siempre lo supe, siempre lo ha sido, pero se me había olvidado.

—Me parece perfecto.

—Me parece perfecto también.

MALVA

No sé qué se supone que debo vestir para ir a una fiesta. Técnicamente no estaré *en* la fiesta pero seré parte de ella de alguna forma.

Quiero verme linda, esa es la verdad. Quiero sentirme linda.

Pienso en los momentos en los que me siento bonita y normalmente sucede cuando estoy llena de color. Me escondo debajo de telas y colores y peinados hasta sentir que uso el disfraz de alguien segura de sí misma, de alguien a quien no le importa cómo se ve.

Aunque me importa demasiado. Esa es una verdad que no me molestaría admitir frente a alguien, si alguien me preguntara, pero como nadie lo hace este será mi pequeño secreto para siempre.

Pienso en el vestido que estoy haciendo y que aún no está listo.

Paso las manos por todos mis vestidos y nada me convence, hasta que llego a una falda de tul rosa, del mismo tono de mi cabello. ¡Sí! Es perfecta. Decido probármela con un top blanco.

Me dejo el cabello suelto y bien cepillado. Cae en ondas no tan revueltas por mis hombros.

Decido sacar mis crayones y los coloco en el marco de la ventana. Se me ocurre que puedo regalar crayones a las nuevas personas que conozca.

Desde la ventana veo a Ónice y Alex ir y venir. Entran con bebidas, salen con bolsas de basura, entran con comida, salen por más cosas.

Para las nueve de la noche empiezan a llegar los invitados y yo ya estoy lista.

Siento los nervios en la boca del estómago. La realidad es que nunca me han invitado a una fiesta y sé que esto no necesariamente cuenta como *ser invitada* pero casi y *casi* me resulta emocionante.

Ónice llega y abre su cortina y luego abre por completo la ventana. Oficialmente ha empezado la fiesta para mí. Ónice trae unos pantalones negros y una camisa negra.

La música es alta y rara.

No es lo que usualmente escuchas en el radio.
Llegan personas que reconozco de salones y pasillos de la escuela.
En cuanto Ónice me ve me dice:
—¿Lista?
—¿Lista para qué?

ÓNICE

En cuanto hice la pregunta pude notar lo tonto que sonaba.

—No sé, para… pasarla bien.

¿Pasarla bien? ¿Quién dice eso?

Detente. Deja de hablar.

—¡Oh! Sí, bastante lista.

Estoy nervioso y estoy seguro de que Malva lo nota. Estoy nervioso porque soy un hombre con un plan. Esta noche besaré a alguien enfrente de Esme. Aún no sé quién, pero para eso es la noche, para averiguarlo. Hace meses que no me interesa nadie. Hace meses que no me dan ganas de besar a alguien. Eso cambia hoy.

Malva se ve como Malva. Parece un algodón de azúcar con su falda rosa y esponjosa. Trae los ojos llenos de brillos.

—Tengo algo para Alex —dice el algodón de azúcar.

—¿Para Alex?

—Sí, de cumpleaños. Le hice un detalle.

¿Por qué le daría algo a Alex?

—Es de mala educación llegar con las manos vacías —canturrea, alzando las manos. Malva trae brillo labial, de ese que cuando lo besas se siente pegajoso. ¿Por qué estoy viendo sus labios? No debería estar pensando en sus labios.

«Piensa en otra cosa».

¿Por qué me molesta la idea de que Malva le haya hecho algo a Alex?

La música llena cada esquina de la casa. Normalmente no tendría la puerta de mi habitación abierta, pero esta vez es diferente. Esta vez la ventana de Malva es extensión de la fiesta. Malva está de pie, expectante.

—No estoy muy segura de qué hacer con las manos, o con el resto de mi ser. —Malva tiene esta forma graciosa de moverse, como si sus extremidades fueran demasiado largas para ella y estuviera hecha de hule.

—Puedes bailar o puedes beber algo, ¿quieres que te traiga algo de tomar?

—No estoy segura de cómo me pasarías una bebida pero me encantaría verte intentarlo.

—Acepto el reto.

Salgo de mi habitación y choco con los hombros de personas que nunca había visto en mi vida. Invitados de Alex, pienso. Reconozco algunas caras mientras bajo las escaleras, algunas personas me saludan. Me acerco a la hielera. Una cantidad absurda de cervezas sobresale de ella. No le pregunté a Malva si tomaba cerveza, de hecho, ni siquiera sé si tiene la mayoría de edad ya. Su cumpleaños era en alguna fecha de… ¿febrero?, ¿marzo? No lo recuerdo.

Vaya, puedo recordar que Malva no deja caer lágrimas tristes, pero no puedo recordar su cumpleaños.

Decido irme por el refresco. Todos beben refresco. Se lo sirvo en un vaso rojo con hielo.

Estoy alzando la cabeza cuando cruzo la mirada con ella. Esme.

Lleva un vestido negro diminuto. La música late al ritmo de mi corazón. Lleva el cabello chino, enorme y rebota al andar. Está caminando hacia mí.

—¿Podemos hablar? —Esme se acerca a mi oído para que la escuche mejor. Su cabello cambia de color con las luces que Alex consiguió.

—Estoy en medio de algo. —Alzo la bebida.

—¿Es para alguien?

A ella qué le importa.

—Para Malva.

—¿Quién diablos es Malva? —No suena enojada, sino genuinamente confundida. Aunque, siendo honestos, la posibilidad de que sienta celos porque le llevo una bebida a una chica suena agradable. La idea se siente bien en mi ego y en mi orgullo y en todas las áreas podridas de mi ser.

Pero yo no tenía ninguna intención de hablar con Esme. El remordimiento por haberle alzado la voz y el dolor de saber que jamás escaparía de ella ni siquiera en mi propia casa aún me persiguen. Ya contaba con que ella estuviera aquí, pero en mi imaginación yo estaría besándome con alguien cuando ella me viera, no llevando una bebida a la chica rara en mi ventana.

—¡Malva es Malva! —digo más alto de lo que me hubiera gustado. Paso de largo y me dirijo hacia las escaleras de vuelta a mi habitación.

MALVA

Ónice llega con dos vasos rojos. Mi corazón da un brinco. Nunca he probado el alcohol en mi vida. No porque no quiera, sino porque nunca he tenido la oportunidad.

—Mi papá dice que los jóvenes que toman nunca llegan a ningún lado en la vida —le grito, viendo el vaso rojo en la mano de Ónice.

—Suerte para ti, el tuyo es refresco y suerte para mí, nunca quise llegar a ningún lado.

¿Está bromeando?

¡Está bromeando!

Suelto una risita nerviosa.

—No sabía que eras gracioso, Ónice.

—Entonces no sabes mucho de mí.

—¿Y de quién es la culpa?

No pretendía que sonara tajante, mucho menos acusatorio, pero Ónice baja la mirada a la bebida. En eso, una pareja entra a la habitación en medio de un beso tan apasionadamente incómodo y asqueroso que yo decido voltear a otro lado y Ónice tiene que gritarles.

—¡Váyanse al otro cuarto!

La pareja se separa y nota la presencia de Ónice. Es Alex y una muchacha de cabello teñido, de un rojo eléctrico y demasiada sombra de ojos negra. Su cabello es un «Rojo Veneciano». Espero tener la oportunidad de decirle, de darle un crayón.

—¡Feliz cumpleaños, Alex! —digo ahora riéndome fuerte—. Me alegra que la estás pasando bien.

—¿Es tu cumpleaños? —pregunta el «Rojo Veneciano» parpadeando, sus ojos llenos de sombra oscura.

—¡Feliz cumpleaños, Alex! —grita Alex al techo y alza su bebida. Le pega un trago profundo y avienta el vaso por la ventana. Me asomo y sí, cayó en el pasto. Me entristezco por el pasto. «Lo siento», le digo al pasto mentalmente. En otras circunstancias correría tras el vaso, pero no ahora. No cuando llevo tantos días aquí y creo que he hecho tanto progreso.

La curiosidad de saber si mis papás encuentran la música molesta se entierra entre mis uñas. Juego con la idea de que quizá se sienten en la sala y hablen sobre eso.

«La música está muy alta», diría mi papá.

«¿Te acuerdas cuando nosotros hacíamos fiestas cuando éramos jóvenes?», le preguntaría mi mamá en respuesta.

«Claro que me acuerdo».

«Éramos muy felices entonces».

«¿Qué nos pasó?».

«No lo sé, pero lo extraño».

«Te extraño».

Sí, ojalá encuentren esta música lo suficientemente molesta y hablen.

Me doy cuenta de que me perdí en el laberinto de mis pensamientos y regreso entre parpadeos. Alex y la chica pelirroja se tambalean fuera de la habitación tras una conversación que ignoré por completo.

—¡Ve al de Violeta! Tienes todo mi permiso —le grita Ónice mientras salen.

Ónice cierra la puerta y regresa a la ventana.

—¿Por qué estás aquí, Ónice? —«Con la puerta cerrada», pienso.

Mi vecino podría estar divirtiéndose en la fiesta, entrando a cuartos abrazado de alguna chica de cabello rojo eléctrico, pero en lugar de eso se encuentra aquí. Sosteniendo una bebida que aun no entiendo cómo planea darme.

—Aquí vivo. —Sonríe a medias, mostrándome un solo hoyuelo. Me imagino tocándolo. Colocando mi dedo ahí. nunca había tenido tantas ganas de hacer algo como eso.

—¿Por qué estás aquí, cuando la fiesta está claramente allá?

—Estoy escondiéndome de alguien —dice con un aire tranquilo. Le da un trago a su bebida.

Oh. No es la respuesta que me hubiera gustado, pero la curiosidad se abre paso entre mis labios y pregunto:

—¿De alguien?

—Alguien.

—¿Puedo preguntar de quién?

—No.

Mis manos se vuelven más interesantes que la ventana de allá. Las estudio con detenimiento, como si me fueran extrañas.

—Es broma, Malva.

Oh.

Me río aliviada. Es difícil darme cuenta cuando Ónice bromea y cuando no.

—Lo siento —me disculpo, no tengo idea de por qué, pero lo hago.

—Te digo de quién, si tú me dices algo primero.

—¿Qué quieres que te diga?

—Lo que sea, solo cuéntame algo. Algo «Malvavilloso».

ÓNICE

Me cuesta trabajo no poner los ojos en blanco al decir esa última palabra, pero se vuelve fácil una vez que Malva sonríe. Si me lo preguntaran, jamás lo admitiría pero creo que hablar con Malva me trae paz. Malva vive tan en su propio mundo que parece como si al estar con ella, pudiera alejarme un rato del mío.

—¡Recuerdas mi crayón!

—¿Recordarlo? Malva, fui yo quien te dio ese nombre.

Quizá de niño yo era igual de raro que ella. Me pregunto quién sería yo ahora de haber seguido siendo su amigo.

Malva se queda pensando unos segundos. Da una vuelta sobre su eje y observa a su alrededor, como si lo que fuera a contar se encontrara escondido en alguna esquina. Nunca había prestado demasiada atención a su habitación pero es… interesante por decir lo mínimo. Las paredes están cubiertas de un tapiz floral de abuelita. Hay estrellas de papel colgadas por todo el techo. Hay telas y objetos curiosos. Alcanzo a ver una fila de frascos llenos de botones, todos organizados por color.

—Lo que más me dolió de perder tu amistad fue no saber qué hice mal.

«Mierda».

De todas las cosas que pudo haber dicho, ¿dijo eso? ¡Eso no es nada «Malvavilloso»! Volvamos a los crayones gigantes, por favor.

—No sé qué quieres que te diga.

Sueno más cruel de lo que pretendía, pero es la verdad. No soy capaz de decirle que simplemente quería sobrevivir socialmente. No puedo decirle que todos pensaban que ella era demasiado rara y en consecuencia yo también lo sería. No puedo decirle que claramente yo no quería eso. No puedo decirle que muy en el fondo me avergonzaba que me asociaran con la niña que se soltaba llorando cuando volteaban a verla.

—Puedes decirme la verdad. Siempre puedes. Espero que lo sepas.

Lo considero. Puedo encontrar palabras amables que expresen lo mismo, ¿no?

Me temo que la amabilidad nunca ha sido mi fuerte.

—No lo sé, creo que estaba creciendo y yo… quería rodearme de otras personas.

—¿Entonces no fue algo que yo hice?

«Algo así. No realmente. Eras toda tú».

—No —miento.

—Gracias por ser honesto conmigo, Ónice. —Malva esboza una sonrisa tan tímida que parece que apenas se asoma.

¿Por qué tiene que decir mi nombre así? Como si le tuviera tanto cariño, como si significara algo para ella. Solo hace que me llene de culpa.

Considero que hay verdades que no valen la pena decirse si es para proteger un corazón tan frágil. Tan frágil como ella.

—Bueno, te toca. ¿De quién te escondes?

Me río nervioso.

—De mi ex.

—¡Ah! Esme, ¿cierto?

—¿La conoces?

—Si, bueno, no. Es decir, conozco sobre ella, mas no la conozco a ella, ¿me explico? y solo sé cosas no tan… lindas. Aunque me imagino que tú sabes lo mismo que yo sé.

Las mejillas de Malva se han tornado de un rojo tomate.

—¿Qué sabes?

—Sé que Violeta-ella-bueno-ella-oí-que… oí que Violeta básicamente te robó a tu novia.

–No me la…

Tengo que cerrar los ojos y dar un respiro.

—Sí. Violeta me robó a mi novia. Exnovia.

MALVA

El aire es un hilo que se ha tensado y me temo que he sido yo quien lo ha hecho. Nunca fui buena tejiendo silencios, pero parece que tengo un talento increíble para incomodar. Decido cambiar el tema. También decido anunciar que voy a cambiar el tema.

—Voy a cambiar el tema de la conversación y te voy a recordar que aún estás sosteniendo mi bebida.

Ónice voltea a ver la bebida y la alza.

—Tienes razón. Ahora, ¿cómo te la hago llegar?

Se queda pensando unos segundos. Acto seguido, Ónice deja la bebida en el marco de la ventana y se va de la habitación.

Me quedo plantada ahí. La música no es de mi gusto, pero me balanceo de un lado a otro, esperando.

Esperando que Ónice vaya a volver y que no me haya dejado aquí.

La idea de que me haya abandonado me nubla la mente. ¿Sería capaz de hacerlo?

Sí.

No.

¿No?

Un poco.

Pasan varios minutos hasta que Ónice entra, azotando la puerta y azotando mis dudas. Trae una escalera.

Qué chico tan más raro.

—Ahora sí, hazte a un lado.

Obedezco, un poco confundida con lo que está pasando.

Ónice coloca la escalera de forma horizontal, creando una especie de puente entre los dos. En eso mi exmejor amigo se trepa, vasos en mano y comienza a caminar sobre ella. Dios mío, el estómago me da vueltas. Puede caerse en cualquier momento.

—¡Por favor ten cuidado!

Me llevo las manos a la cara, no quiero ver, pero tengo que ver, pero no quiero ver.

Ónice se desbalancea un poco y decide continuar gateando con tan solo una mano libre y sosteniendo ambos vasos con un brazo.

¿Estará tomado? Ninguna persona en su sano juicio haría esto sin estar borracho. ¿O sí?

Ónice llega a mi ventana y me acerco también. Me entrega la bebida y nuestros dedos se rozan por un milisegundo. Es un momento tan pequeño que dudo que lo haya notado.

El contacto me llena de escalofríos, viajan por mi columna hasta los hombros y caen hasta los brazos.

Nunca he tomado a alguien de la mano.

Solo en mi imaginación.

—¿Puedo pasar? —me pregunta aún en la escalera y viendo a su alrededor.

—Eh, ¡claro! Sí, por favor, bájate de ahí.

Ónice salta dentro de la habitación y un vaso salpica su contenido.

—Eres demasiado raro, Ónice.

ÓNICE

¿Qué dice?

Malva, la chica más rara que existe, ¿me ha llamado a mí raro?

—No tienes derecho a decir que yo soy raro —digo tratando de no reírme–. Tú, Malva, eres la rara. Eres la chica más rara del mundo.

Oírla decir eso. Decir que yo soy el raro. No lo sé. Me ha vuelto loco. Como si tuviera toda esta tensión dentro y finalmente explotara.

Estoy viendo el suelo pero todo el suelo me lleva a ella. Malva lleva sus zapatos bordados con estrellas otra vez. La recorro con la mirada. Sus piernas largas están debajo de esa falda horrible y esponjosa. Es alta, pero no es más alta que yo. Noto lo cerca que estoy porque me percato de que su cabello huele a vainilla.

Malva da un paso hacia atrás y se topa con la escalera que sobresale en la ventana.

Me acerco, un paso nada más.

—Hueles a vainilla. —Pienso en voz alta.

Malva se esconde de mis ojos, ve hacia todas partes menos hacia mí. No me sorprende. Es típico de ella. Suele huirle a mi mirada. ¿Por qué? Si tuviera otro *shot* encima quizá le hubiera preguntado. Noto que sus mejillas están sonrojadas, como suelen estarlo. ¿Por qué? Si tuviera valentía encima quizá se lo preguntaría.

Yo siento el calor subir hasta mi rostro y se lo atribuyo al alcohol.

Aunque sé en el fondo que no llevo tantos tragos.

MALVA

Mi corazón toma un tren de ida a mi estómago y se lleva mi respiración en la maleta. No sé a dónde mirar. Me temo que si lo veo a los ojos, vomitaré. Un chico jamás había entrado a mi habitación. Un chico jamás ha estado así de cerca de mí. Es decir, Ónice alguna vez estuvo aquí y Ónice alguna vez estuvo así de cerca de mí, pero éramos niños y él no era ni la mitad de lindo de lo que es ahora.

Ónice está muy cerca. ¿Qué está haciendo?

Junto toda la valentía que me queda y lo veo a los ojos, pero él está viendo mis labios. La idea de que Ónice pensara en besarme me parece ridículamente esperanzadora. Siempre he soñado con mi primer beso, jamás pensé que Ónice me lo daría. Es decir, cuando éramos niños ¡claro que lo soñaba! Era mi episodio imaginario favorito, pero ¿ahora? Creo que en realidad nunca pensé que él *querría* dármelo.

Apenas nos conocemos. No puedes besar a alguien que apenas conoces, ¿o sí?

Ni siquiera sé cómo se besa. En mi mente pasan todas las escenas de besos que he visto en las películas; las imágenes de labios, y lenguas, y sonidos me abruman.

Antes jugaba a besar la almohada con intenciones plenamente científicas. ¿De qué otra forma iba a practicar? Pero mi almohada no era así de linda.

Sí, Ónice es terriblemente lindo. Lo he sabido siempre, pero teniéndolo así de cerca se vuelve más una verdad universal que una opinión personal.

Pienso, de pronto y sin querer, sobre mi propio rostro. Mis propios ojos y mejillas, mi cabello quemado por tanto tinte y mis dientes chuecos.

Pienso, de pronto y sin querer, que quizá Ónice no piense que yo soy terriblemente linda, sino lindamente terrible.

Mi rostro es un rompecabezas que intento averiguar cómo encaja en su mente y me detesto un poco por sentirme insuficiente. He trabajado tanto para no sentir esto, pero aquí estoy sintiendo como si fuera la chica más fea que ha pisado esta Tierra y nadie me lo ha dicho, y este es el momento en el que lo descubro.

Pero, sobre todo, no puedo dejar de pensar en mi primer beso que podría, quizá, tal vez, suceder justo ahora.

Cierro los ojos.

Espero que llegue.

Aguanto la respiración.

Y....

—¿Qué es esto?

Abro los ojos.

Ónice está en el escritorio, junto al vestido que estoy confeccionando. Se ha ido en algún momento.

Hasta nunca, beso que nunca existió.

Soy una tonta.

—Es mi nuevo vestido —digo enterrando la vergüenza en la voz. Con un poco de suerte Ónice no se percató de todo lo que se leía en mi rostro. O en mis ojos cerrados. No sabía lo mucho que quería que alguien me besara hasta ahora, hasta que ese beso nunca llegó. ¿Por qué pensé que llegaría? Ónice apenas ha vuelto a notar mi existencia después de años de no hacerlo.

—¿Alguna vez has pensado en usar algo con menos colores? —pregunta, sus dedos sosteniendo la tela estampada.

—¿Alguna vez has pensado usar algo que no sea negro?

—¡Auch! Malva, a veces tienes colmillo. —Ahí está. Su sonrisa. Como una luna creciente en la noche.

ÓNICE

Malva se ve bonita. Debajo de sus brillos y colores y telas, hasta diría que Malva podría ser guapa. Sus labios son finos y delicados y la idea de besarlos de pronto me atrae por completo, o tal vez sea el alcohol en mi cuerpo hablando. El alcohol tiene una curiosa manera de hacer que la gente se bese porque sí, ¿no?

Malva es una rara, y oírla decir que yo soy el raro me volvió loco de una forma que no sabía que era posible.

Quiero besar a la chica rara. Me entra una curiosidad terrible de saber cómo sería. Qué sentiría.

Pero no así.

No aquí.

No porque quiero que Esme lo vea, sino en silencio. Quiero que sea callado. Sin nadie adentro y nadie afuera. Tan solo los dos.

Sobre todo quiero que ella lo desee tanto como yo. Pero ni siquiera sé si es algo que ella quisiera. Apenas la conozco.

Es decir, sé que se arranca la piel muerta de los labios cuando se siente mal; que no deja caer lágrimas tristes al suelo; sé que llora bastante; que se sienta hasta el fondo del salón; sé que tararea al caminar y que cuando corre por los pasillos sus llaveros tintinean al andar; sé que le gustan los crayones, coser y que nunca cierra su ventana aunque llueva.

También sé que me incomodó la idea de que Alex la encontrara guapa.

Durante estas semanas he hablado con Malva más de lo que he hecho en años. Me gusta hablarle. Al menos creo que me gusta. Me gusta mirarla también. Es… interesante. Como una pintura que cambia cada día y no me molesta la idea de pasearme por la ventana de vez en cuando para verla. Para ver dónde se ha puesto las estampas este día.

Mierda.

Quiero besar a Malva Canedo.

—Cuéntame un secreto, Malva.

Tal vez a ella se le antoje besarme tanto como yo a ella. Tal vez me lo diga. Tal vez suceda. Si lo dice en este momento, lo haré. Lo haré porque tengo suficiente alcohol en mi sistema para excusarme con eso. Porque ¿en qué otras circunstancias la besaría si no fuera porque estoy embriagado?

Malva suelta una risilla que termina con ella ahogándose con su propia saliva. Tose nerviosa y dice finalmente:

—¿Un secreto? ¿Por qué te diría un secreto?

—No lo sé… para… crear vínculos, entablar una amistad, esa clase de cosas.

Me rasco el cuello aunque no tengo nada de comezón. Me percibo intentando verme… tranquilo. Cool. Veo a Malva. Sus ojos se mueven por el piso. Hay trazos de tela tirados por la cama, ropa vomitada del armario, entonces veo un brasier en el piso y de pronto estoy muy consciente de que estoy en el cuarto de una chica. La incomodidad me cosquillea en el cuello nuevamente. Nunca había visto a Malva de esta manera, como alguien que usara ropa interior.

«Claro que usa ropa interior, todos la usamos. No seas idiota».

—¿Te gustaría crear vínculos, entablar una amistad y esa clase de cosas conmigo? —pregunta Malva. Hay tanta ilusión en sus ojos que brillan.

La pregunta me hace un poco de gracia, pero no sonrío.

—Puede ser. No lo sé. Todo depende.

—¿Depende de qué?

—Del secreto que me digas.

—¿Nuestra posible futura amistad depende del secreto que te diga? —Ella va en serio. Puedo ver la seriedad en toda su cara.

—Así es, así que haz que valga la pena.

Malva cambia el peso de su cuerpo de un pie a otro. Se lleva los dedos a los labios y yo suprimo el deseo de tomar su mano y alejarla de su boca. Sé que empezará a jalarse la piel muerta. Me quedo un rato ahí. En la idea de mi mano en la suya. Alejo la idea. Que idiotez.

Estás borracho, Ónice, tan solo es eso.

—Me aterra la idea de que mis papás ya dejaron de amarse para siempre.

Mierda. ¿Por qué tiene que decir cosas tan intensas todo el tiempo?

MALVA

Pude haber dicho que no sé andar en bicicleta o que le tengo miedo a las orugas, pero no. Dije lo que realmente quería en ese momento.

Ónice le da un profundo trago a su bebida. No espero que diga algo. ¿Qué dice alguien ante esa confesión? ¿Un consejo?, ¿una mentira consoladora? No hay nada que decir. La tensión se palpa en el aire. Ónice termina toda su bebida. Suspira.

—Estaba esperando que dijeras algo como que tomar café te da diarrea o algo así.

Suelto una risa enorme. Gigante. No cabe en el cuarto. Se sale por la ventana y llega a la fiesta sucediendo en la casa de al lado.

Eso es exactamente lo que se dice. Ónice muerde el vaso, escondiendo su sonrisa. Se ve tan tierno. Su cabello oscuro cae sobre su frente como si supiera que ahí es donde debería estar siempre.

—Aquí hay un secreto, Malva. Tienes una risa bien rara, como de pájaro.

Abro la boca sorprendida. Me le acerco y le doy un golpecito en el hombro. Su hombro se siente más huesudo de lo que esperaba.

—¡Auch!

—Ni siquiera te golpeé con fuerza.

Podría acostumbrarme a esto. A él. A su amistad. Aunque no sé si podría acostumbrarme a la posibilidad de un beso que nunca llegará.

Me acerco a la caja de crayones y busco el de nombre «Ónice». Cuando lo encuentro, él ya está detrás de mí.

—Para ti, mi nuevo… viejo amigo. —Tomo su mano esperando que no se dé cuenta de que la mía tiembla porque no tengo idea de dónde he sacado la valentía de tocarlo. Coloco el crayón en su palma.

Él mantiene la mirada en mi mano por un rato para después enfocar su atención en el crayón.

—Soy yo, en crayón.

—Así es. Tenía planeado dar crayones a las personas que se pasearan por tu ventana… hasta ahora solo tú lo has hecho.

—Puede que sea mi culpa, le puse seguro a la puerta.

—Pues ahí va mi plan de hacer amigos entonces.

Ónice me observa, como si estudiara algo en mi rostro. Observa el crayón en su mano con detenimiento.

—Bien, regreso al rato.

—¿A dónde vas?

Sin responderme, Ónice salta a la escalera y camina hasta su habitación. Lo veo desaparecer.

ÓNICE

Si quiere dar crayones, pues que dé crayones, ¿no?

Estudio la fiesta. Hay parejas bailando, personas besándose, grupos hablando. Busco a alguien con cabello de algún color artificial, o alguien en alguna esquina solo. Veo a mi primera víctima. Un chico bajo y de lentes está observando la fiesta desde el sillón. Está solo. Parece tímido. Como esa persona que fue abandonada por la única persona que conocía en la fiesta y no tuvo más remedio que sentarse en un sillón junto a una pareja besándose. Es perfecto para esto.

Voy tras él.

—Oye tú, ¿quién eres?

—¿Qué?

La música aturde y tengo que gritar más alto.

—¿Cómo te llamas?

—Paul, me… me llamo Paul.

—Ok, Paul, sígueme.

Me dirijo a las escaleras y volteo una vez para cerciorarme de que, en efecto, me viene siguiendo.

Al llegar, Malva está meciéndose de un lado al otro al son de la música, como una plantita.

—Paul, ella es Malva. Malva en la ventana. Ella da crayones. —Le doy una palmada en el hombro.

—¿Qué?

—Quédate aquí Paul, iré por más personas.

Me salgo y los dejo platicar. Busco más personas solas, de esas que nunca la pasan bien en una fiesta. Son fáciles de encontrar, mucho más fáciles que cualquier otra clase de persona. Solo hay que identificar la soledad en sus ojos, ese arrepentimiento de haber venido y ese deseo de estar en cualquier otro lugar que no sea este.

Así paso la noche, buscando soledades, ojos vacíos y manos inquietas.

MALVA

Para la media noche ya somos cinco almas en la habitación. Ónice se encargó de traer bebidas, aunque casi nadie las ha tomado.

He dado cinco crayones.

A Ónice le di el de «Ónice», claro.

A Paul le he dado «Verde Oruga». Me dijo que el verde era su color favorito. Sus lentes grandes y redondos parecen apenas caberle en el rostro.

A Verónica, una chica de ojos tan claros y azules le di «Cerúleo», va totalmente con ella.

A Lia le tocó un «Corazón Púrpura». Lia es agradable. Es linda. La vi mirando a Ónice más de una vez. Más de diez veces, en realidad. Un pinchazo de celos me quiso doler en el pecho, pero no lo dejé. Lo enterré en una caja dentro de mi ser donde suelo enterrar todo lo que no debería sentir. Hay lindura en muchas personas. Eso no significa que no la haya en mí.

¿La hay en mí?

Paso la noche viendo si Ónice la ve también. Paso la noche preguntándome si yo le parezco linda. Paso la noche intentando no compararme con Lia, o con su ex, o con cualquier otra chica que alguna vez ha existido cerca de él. Que, viviendo a lado de él, me ha tocado ver a decenas de chicas entrar y salir de su casa.

A Sol, el chico repleto de tatuajes, le he dado un «Sombra» lo cual es irónico, dado que su nombre brilla tanto. Pero hay algo misterioso y sombrío en él. No lo sé. «Sombra» le va bien.

Nos la pasamos intercambiando palabras entre todos, hay risas y chistes y preguntas y nadie se cuestiona por qué la chica en la ventana no se une presencialmente a la fiesta.

Sol conversa algo sobre una banda de rock y Ónice lo mira con atención. Sol es la clase de persona que no teme el contacto visual porque no deja de verme mientras habla. Quiero prestar atención a lo que dice, pero no puedo dejar de ver a mi exmejor amigo.

Ónice es el más alto de la habitación. Su cabello cae como si supiera perfectamente dónde debe estar. No sonríe mucho, pero cuando lo hace es sin ganas, descubriendo un poco sus hoyuelos profundos. Mi corazón se abre y hace espacio para esos hoyuelos. Los guardo ahí. En ese lugar donde me gusta guardar todo lo bello que veo. Lo coloco junto a las pecas de Dodi y el gato naranja de la señora Tiana.

No sé si es la realidad o es mi tendencia a sobrepensarlo todo, pero... lo que sea que Ónice haya hecho hace años, ignorarme, dejarme de hablar, dejarme sola en la escuela, todo eso... parece ser que quiere compensarlo esta noche... y lo dejo. Lo permito porque quiero creer que no es culpa lo que lo lleva a hacerlo, sino algo más. Algo que nace del mismo lugar donde nacen mis ganas de no dejar de verlo.

Ónice me cacha viéndolo y resisto el impulso de bajar la mirada, de escapar de él, de esconderme. Me sonríe y le sonrío de vuelta.

Muevo mis labios y artículo en silencio la palabra «Gracias».

Él se encoge de hombros y voltea a las conversaciones que surgen en el cuarto.

Yo me siento en el borde de la ventana y me olvido de lo que pasa en mi casa. Me dejo absorber por la casa de al lado.

Me dejo ser parte.

Finalmente me siento parte de algo.

ÓNICE

Ya pasó una semana desde la fiesta. Alex se besó con el-amor-de-su-vida-Melanie y bebió tanto que terminó vomitando en el pasto de la entrada. Violeta se peleó con Esme y lo sé porque Alex las vio discutiendo en la entrada, justo antes de vomitar el contenido de su estómago. Malva hizo cinco amigos y yo… yo también. Hablé con cinco personas con las que jamás hubiera hablado y creo que han sido de las conversaciones más gratificantes que he tenido en un tiempo.

«Gratificantes».

Me hace gracia la palabra.

Malva y yo cruzamos palabras de vez en cuando, o quizá más que eso. Ella me lanza aviones de papel a mi ventana cuando quiere hablar, yo lanzo mi láser de luz cuando quiero llamar su atención. Hasta ahora tengo cuatro aviones de papel.

Resulta que Malva es bastante graciosa. Resulta que me agrada y a veces me agrada mucho.

—Háblame de Esme. —Malva suelta de pronto como si nada, como si se tratara de cualquier cosa. Me había lanzado un avión de papel lleno de estrellas. Suelto un suspiro y recojo el avión. Lo coloco en el escritorio junto a los demás aviones llenos de estrellas doradas.

—¿No puedes hacer una pregunta normal, Malva?

—No lo sé, ¿qué sería una pregunta normal? —Malva se sienta en el borde de su ventana. Trae una sopa instantánea en las manos. Le da un sorbo enorme.

—Algo casual, algo menos intenso, algo…

—Algo aburrido —me interrumpe.

Me rasco la nuca y reprimo una sonrisa. Sí, a veces me agrada Malva.

La brisa mueve su cabello rosa y la deja despeinada, como un nido de pájaros. Así la tengo en mi mente, con los cabellos enredados y unos ojos enormes y curiosos. Sus pies se balancean alegremente. Tiene los ojos enterrados en su sopa. Mi estómago da un rugido. No he comido en todo el día. Pasé la mañana corriendo, más bien practicando para la competencia del queso.

—Mejor te cuento otra cosa, algo más… aburrido.

Malva pone los ojos en blanco.

—Te contaré sobre el queso rodante. —Me siento en la ventana, igual que ella.

—Oh, yo sé sobre el queso rodante.

—No sabes nada del queso rodante.

—¡Sé todo sobre el queso rodante! —Malva frunce el ceño. Una línea se forma en su frente y sus cejas se juntan tanto que podrían tocarse.

—¿Sabías que voy a participar?

—¡No es cierto! ¿Ónice Canedo participará en la competencia del queso rodante? —Malva se agacha y deja su vaso dentro de la habitación, en alguna mesita, me imagino.

—No solo voy a participar, debo ganar.

—Nunca te tomé por alguien competitivo, Ónice.

Malva hace mucho eso. Decir mi nombre. Me gusta oírlo en sus labios. Me descubro viéndolos. Sus labios. Mis ojos caen ahí por accidente o suerte. Malva parece darse cuenta porque se lleva la mano izquierda a los labios y se limpia con el dorso de la mano.

—¿Tengo algo en los labios?

—Sí —miento.

Malva se vuelve a limpiar, pasándose el dorso de la mano izquierda y luego la derecha y de nuevo la izquierda.

—Listo, ya estás —miento de nuevo.

—Gracias. Bueno, cuéntame del queso.

Así que le cuento todo. La pronta llegada del señor padre, mi plan de ganar el queso, mi entrenamiento diario corriendo por cuadras. Malva me escucha, sus ojos saltando de mí al cielo, y del cielo al espacio que nos separa, y de nuevo a mí. Cuando termino, Malva adopta una expresión seria y dice:

—Nadie, en toda la historia del queso rodante, necesita ganar tanto como tú. Eso te hará ganar. Creo en ti.

—Gracias. —No necesito que crean en mí, pero lo aprecio. Solo necesito quererlo lo suficiente. El enojo puede ser un gran motor y es el mío.

ÓNICE

La clase aún no comienza. Estamos en ese limbo donde nos sentamos y esperamos a que la profesora entre a dar la lección del día. Yo me hundo en el asiento y cierro los ojos. No me había dado cuenta lo cansado que me siento. He estado corriendo. Mucho. Sin parar. El maldito queso será mi fin. Mi estómago empieza a arder. Un ardor familiar.

Busco enfocarme en algo más. Abro los ojos y busco el asiento vacío de Malva. El de la esquina, hasta el fondo. De pronto me la imagino ahí, sentada como lo hacía cuando venía a la escuela y no estaba en huelga. Solía sentarse abrazando sus piernas y meciéndose ligeramente, como si tuviera una canción en la cabeza que solo ella podía escuchar. Antes me parecía rara la forma en que vivía en su propio mundo, ignorando a la profesora cuando le hacía una pregunta. O cuando pasaba la clase entera viendo por la ventana, bailando ligeramente esa canción imaginaria, como una planta movida por el viento. Aún me parece un tanto rara.

Creo que he sido cruel con ella antes. No es su culpa ser como es.

Sigo viendo su asiento vacío cuando un pájaro se posa en la ventana. Creo esta historia en mi cabeza e imagino que se trata de un pájaro que se posa en la ventana todos los días. Concuerdo con ella. Yo también me sentaría cerca para verla.

—Te ves fatal. —No sé cuánto tiempo lleva Alex mirándome, pero me saca de mis pensamientos.

—Porque tú te ves increíble —espeto. Su cabello parece un nido de pájaros. Debió haber venido en bici.

—Al menos todavía tengo ojos, tú eres pura ojera.

No estoy de humor. No quiero estar aquí. La competencia del queso rodante es en dos días y hoy llega el señor padre. Siento la cabeza a punto de explotar y el sueño me invade.

—¿A quién buscabas? —pregunta viendo a su alrededor.

Decido no contestar.

—Ónice, ¿a quién buscabas?

Cierro los ojos.

—Ónice, Ónice, Ónice, Ónice…

—¡Basta! —exclamo con ese enojo que despierta cuando no has dormido bien en los últimos días.

No quiero decirle que estaba viendo el asiento vacío de Malva. Recuerdo que Alex no tenía ni idea que existía hasta hace poco. Algo muy similar a la vergüenza me cosquillea la nuca. Me rasco.

—¡Estabas viendo a Siena, cabrón! —me responde mi amigo en el susurro más alto de la historia de los susurros.

—¿Qué? ¿De qué hablas?

Volteo hacia atrás, justo donde se sienta Malva y dos asientos antes se encuentra Siena demasiado enfocada en su celular para darse cuenta de que la estamos viendo. Alex comienza a darme golpecitos en el hombro.

—No puedo creerlo, ¡Siena!, ¡claro! Es guapa, ¿eh? Entonces, ¿ya superamos a Esme?

—¡No! —alzo la voz más de lo que debería—. No hablo de eso, yo no…

—¿No hemos superado a Esme?

Violeta voltea. Claramente escuchó. Claramente todos escucharon. La mosca que vuela afuera de la escuela escuchó. Necesito salir de aquí.

La profesora entra, pero yo tomo mis cosas y me largo de ahí, ignorando por completo la mirada de mi hermana. Camino por el pasillo como si supiera exactamente a dónde voy. Los pasillos, por más vacíos que están, me aprietan las costillas. Mis pies se detienen justo en la entrada de la biblioteca. Decido entrar.

La señora Dodi es pequeña. Tan pequeña que apenas puedo ver su cabeza asomada detrás del escritorio. Sus lentes cubren todo su rostro. Me acerco silenciosamente. No hay nadie aquí adentro, pero se siente como lo que uno debe hacer en una biblioteca: ser lo más callado posible.

Al acercarme, la señora Dodi arquea una ceja.

—¿No deberías estar en clase, niño? —pregunta sin despegar los ojos de su libro.

No estoy seguro de qué decir. No estoy seguro de qué hago aquí. Miro a mi alrededor, como si la respuesta estuviera entre algunos de esos libros.

—Estoy buscando un libro.

Dodi da un profundo suspiro, como si estuviera cansada de niños pidiéndole libros. Baja el libro y voltea a verme. Sus ojos me reconocen.

—Ah, tú eres el novio de Malva.

Podría corregirla, podría alegar. Pero no me queda nada de energía ni ánimos ni nada en mi ser.

—Estoy buscando un libro —repito.

—Bien. —Enfoca su atención a la computadora, da unos clics y voltea a verme—. ¿Vas a decirme cuál?

—Yo no… no sé.

La señora Dodi me ve como si fuera un tarado. Tal vez lo sea.

—¿Podría recomendarme uno?

Otro suspiro.

Dodi se levanta de su asiento y me guía hacia un estante cerca de la ventana.

—Todo este estante podría gustarte.

Entonces toma un libro de pasta dura y me lo pone en las manos.

—Gracias, ¿de qué trata?

—Descúbrelo tú, niño —responde, dándose media vuelta. Regresa a su escritorio y me quedo parado con el libro en mano. Me siento en el suelo, recostando mi espalda en el estante. El suelo de alfombra se siente suave al tacto. Leo el título del libro: *Drácula*. Nunca he sido un ávido lector, pero todos conocen a *Drácula*. Es decir, es nada menos que el vampiro más famoso del planeta, solo después de Edward. Abro el libro y veo cuatro estrellas doradas pegadas en la página del título. Son idénticas a las estrellas de los aviones que Malva me lanza. Las posibilidades que ella haya colocado estas estrellas son pocas. Muchas personas vienen a la biblioteca a leer, ¿no? Hojeo el libro buscando alguna pista. Me topo con una página en especial. Una frase subrayada con crayón rosa capta mi atención:

«Anhelo estar contigo y junto al mar, donde podamos hablar libremente y construir nuestros castillos en el aire».

Leo la frase una y otra vez. Veo el crayón rosa. No es cualquier rosa. Es «Rosa Malva».

Sigo hojeando el libro, en búsqueda de más rosa. Lo encuentro:

«A veces pienso que todos debemos estar locos y que despertaremos a la cordura con camisas de fuerza».

No puedo evitar sonreír para mis adentros. Dejo el libro en el suelo y tomo otro al azar: *El gran Gatsby*. Lo abro en la primera página y ahí están cinco estrellas pegadas en la hoja. Lo hojeo hasta toparme con rosa. Cuando lo hago, no puedo evitar sonreír de a deveras:

«Cuando sientas deseos de criticar a alguien», fueron sus palabras, «recuerda que no todo el mundo ha tenido las mismas oportunidades que tú tuviste».

Encuentro otro:

«Enojado, medio enamorado de ella y tremendamente arrepentido, me di la vuelta».

Para el tercer libro que tomo, me doy cuenta de que las estrellas del inicio representan la calificación que Malva le ha dado. Tomo varios libros al azar. Uno de arriba, otro de en medio, uno de hasta abajo. Me siento en el suelo nuevamente y paso horas buscando rosa en las hojas, leyendo las frases que Malva quiso subrayar. En algunas es fácil entender por qué le gustaron, en otras no tanto. Otras no las entiendo. O mejor dicho, no entiendo cómo encajan con ella. ¿Cuánto tiempo le ha de haber tomado leer todos estos libros? No hay libro que tome que no tenga estrellas. La idea de que Malva pase todo su tiempo aquí… sola… me llena de la misma culpa de la que aún no logro deshacerme.

ÓNICE

Despierto en el suelo de la biblioteca. No tengo idea de cuándo me quedé dormido. Estoy rodeado de libros abiertos y cerrados. Me duele la cabeza. La señora Dodi se encuentra parada frente a mí. Desde este ángulo se ve gigante.

—Ya es hora de que te vayas, niño.

Trae su bolsa en el hombro. Observa el reloj en su muñeca.

—Ya acabaron tus clases y ya es hora de que te vayas —Dodi parece molesta y no la culpo. He hecho un desastre con los libros. Me incorporo y me disculpo por dejar todos los libros en el suelo.

—Déjeme ayudarle a recoger. —Empiezo a levantar los libros.

—No, no. Déjalos ahí. Ya se resolverá otro día.

Dejo los libros en el suelo. Tomo mi mochila y caminamos juntos hacia la salida

—Te llamas Ónice, ¿verdad? —No dejamos de caminar. Los pasillos están vacíos, los demás estudiantes ya se han ido. ¿Qué hora es? Podría revisarla en el celular, pero no lo hago.

—Sí, me llamo Ónice.

Tengo que caminar más lento Sus pequeñas piernas no le permiten ir a mi paso.

—¿Cómo está Malva?

La pregunta me agarra desprevenido. No porque sea raro que me pregunte por ella, sino porque en realidad no tengo idea. No tengo idea de cómo está. Nunca se lo he preguntado. De hecho, y ahora que lo pienso, no recuerdo la última vez que le pregunté a alguien cómo estaba. Mucho menos he esperado que alguien me lo contara deliberadamente. De cualquier manera todos decimos que estamos bien aunque no sea cierto, ¿no? Uno miente sobre estas cosas porque no lastiman a nadie más que a uno mismo. Le ahorras a la otra persona lidiar con eso que te pesa, como si fueras una carga, y lo haces como un acto de bondad hacia todos. Hacia todos menos hacia ti.

—Malva está siendo Malva —digo, porque no sé qué otra cosa podría decir.

—Es especial esa niña, ¿no?

—Más bien rara. —Sonrío, esperando que lo tome como una observación humorística.

—Todos tenemos nuestras rarezas, niño. Hasta tú. Tan solo hay algunos que tienen la valentía de mostrarlo. —Llegamos al estacionamiento. Busca sus llaves en la bolsa y cuando las encuentra se encamina hacia su automóvil.

—¡Hasta luego, Dodi! —exclamo.

—¡Señora Dorotea para ti, niño! —me grita desde su automóvil.

MALVA

Esto es lo que ha pasado estos días. Terminé mi vestido. Quedó precioso, pero la inexplicable tristeza de no tener una ocasión especial para usarlo invadió mi cuerpo entero. Eso me inmovilizó un rato. Para evitar esa tristeza, empecé otro proyecto… uno especial. Aunque a decir verdad, lo que me ofrece una genuina estabilidad es mi vecino. Creo que si no fueran por las pláticas ocasionales con Ónice, me volvería loca. He estado hablando con él estos días. Algo cambió desde la fiesta. Ónice cambió desde la fiesta. Me hace preguntas y me regala su tiempo, a cambio le doy lo mismo. Me he terminado la ración de galletas y ya estoy harta de los fideos instantáneos, del atún en lata y del cereal. He tenido unas ganas inhumanas de comer sushi. ¿Qué más? Por lo que puedo escuchar desde los confines de mi recamara, mis padres discuten de vez en cuando, pero al menos se están hablando. Mi mamá hace sus visitas diarias a mi puerta para preguntarme si se me ofrece algo, que por favor salga, que me extraña. Yo lloro cada vez que lo hace. Mi papá no se ha molestado en otorgarme la misma atención.

Es un viernes por la tarde. Estoy terminando de pintarme las uñas cuando un punto rojo en mi mano distrae mi atención. Es el puntero láser de Ónice. Me asomo por la ventana y ahí están sus hoyuelos. Mi imaginación me lleva a lugares que no existen. A lugares donde sostengo a Ónice con las manos y mis pulgares caben perfectamente en sus hoyuelos.

—¿Qué haces? —Se sienta en el borde de la ventana. Aún trae el uniforme de la escuela.

Me apresuro a mi ventana, me siento y extiendo las manos para que las vea.

—Me pinté las uñas —muevo los dedos, emocionada.

—Son catarinas.

—¡Sí! ¿Sabías que es de buena suerte que una catarina se pose sobre ti?

—No lo sabía. Están lindas.

Sus palabras caen en mi corazón como rayos de sol.

—Gracias, Ónice.

A los dos nos distrae un maullido. Encontramos debajo de nuestros pies un gato naranja. No es cualquier gato naranja, es el gato de la señora Tiana.

—Hola, amiguito —saludo al gato. Está demasiado ocupado observando al pajarito picotear algo en el suelo. El gato sacude la cola y se lanza contra el pájaro. El ave logra volar antes de caer en las garras del gato.

—Pobre pajarito, ni siquiera sabía que el gato estaba ahí. Pudo haber muerto.

—Hasta se siente un poco injusto —coincide Ónice.

La brisa nos arropa con delicadeza y hace que el cabello de Ónice baile al son de una canción que espero algún día conocer.

—¿Cómo estás, Malva? —Sus ojos están fijos en los míos, como si fueran una adivinanza que intenta descifrar.

—Estoy bien —respondo, sabiendo que no he estado bien en un largo rato—. ¿Tú cómo estás?

—Bien. Estoy bien. —Sus ojos caen al suelo, cansados. Da un suspiro, largo y pesado, lleno de algo que me cuestiono si debo preguntar. Decido que sí.

—¿Hoy ves a tu papá? —Recuerdo que lo había mencionado. Que hoy llegaba a la ciudad. Supongo que eso es lo que se esconde detrás de sus ojos cansados y sus suspiros pesados.

—Violeta lo verá, yo no. —Sus palabras están llenas de amargura. Sigue mirando el suelo. El odio es una palabra muy grande, pero sus palabras parecen estar llenas de eso.

Veo en la misma dirección que él y me percato que está enfocado en un pajarito. Picotea una ramita, probablemente la quiere para su nido.

—Así que lo verás por primera vez en años…, ¿en la competencia? —pregunto enfocada nuevamente en él.

Ónice asiente, tensando la mandíbula y tensando todo el ambiente. Parece demasiado concentrado en sus pensamientos como para notar que lo estoy observando con detenimiento. Sus hombros se mueven con su respiración. Todavía trae el uniforme, pero su corbata está desecha. Sus ojos están hundidos en ojeras.

—Ónice, ¿estás bien? —pregunto nuevamente. Nada en él se ve bien.

Mi vecino alza la mirada y noto sus ojos vidriosos. Quiero estar a su lado. Quiero poner la mano en su espalda, sin darle palmadas, como él hacía cuando éramos niños. No me imagino lo que ha de estar sintiendo. Ver a su padre después de tantos años, después de que los abandonara. Verlo por la única razón de que su padre quiere ganar el tonto queso para satisfacer algo en su ego. Verlo por eso y no porque quiera disculparse…

Ónice no dice nada, tan solo niega con la cabeza, un movimiento lento de lado a lado.

—¿Puedo contarte algo? —me pregunta después de un rato.

—Claro, tú puedes contarme lo que sea.

—No. Me refiero a si puedo contarte algo sin que le digas a nadie.

En otras circunstancias me reiría. No tengo a muchas personas a quienes contarles secretos. De todas formas no me río. Momentos serios merecen respuestas serias.

—No le diré a nadie, lo prometo. —Levanto mi meñique esperando que él haga lo mismo. No lo hace.

—Antes de que mi papá se fuera, me refiero a mucho antes, recuerdo… —Sus ojos se ponen vidriosos, tiene que parpadear varias veces para ahuyentar las lágrimas—. Recuerdo una vez que no podía dormir. He de haber tenido unos siete u ocho años. Bajé a la cocina por un vaso de leche, ya sabes cómo me gustaba la leche y… ahí estaban mi mamá y mi papá, abrazados en medio de la cocina. Bailaban en silencio. No había música sonando. Se balanceaban ligeramente de lado a lado. El refrigerador estaba abierto y esa era la única luz en todo el lugar y yo me quedé sentado en las escaleras, viéndolos. En algún momento se susurraron palabras y contuvieron la risa y… ellos… se amaban, ¿sabes? Lo sé porque lo vi. Lo vi justo ahí en mitad de la noche sin nadie más que lo viera, pero yo lo vi.

Ónice hace una pausa. Su mandíbula se tensa tanto que temo que se quiebre los dientes.

—Esme… Esme y yo nos amábamos, y había estado dándole vueltas en mi cabeza preguntándome ¿acaso imaginé todo?, ¿acaso ella no me amaba?, pero… la verdad es que sí hubo amor. Lo sé porque yo lo vi. Lo veía cada vez que me tomaba la mano y buscaba mis ojos y me sonreía como si supiera exactamente lo que pensaba. Yo estuve ahí. No estoy loco. Existió amor en algún momento.

Ahora suelta una lágrima y se la limpia rápidamente. Agacha la cabeza como si estuviera avergonzado y continúa hablando.

—Entonces, ¿qué? ¿El amor simplemente se va?

No suena como una pregunta que realmente busque una respuesta.

Yo sigo callada, esperando a que hable. En este momento su corazón está abierto y vertiendo cosas que no creo que haya hablado antes. Ónice tiene amigos, tiene muchos amigos a decir verdad, pero si no puede hablar nada de esto con ellos…, ¿son amigos en realidad? Guardo esa pregunta en mi bolsillo izquierdo y la dejo para otra ocasión.

—Lo que yo creo es que uno lo deja ir. Uno encuentra amor, y cuando deja de ser algo nuevo o emocionante, o cuando las cosas se ponen difíciles, o cuando algo más se le atraviesa, decide tirar todo por la borda. Lo deja ir.

Estos días he estado preguntándome sobre estas cuestiones. El paradero del amor cuando este parece haberse ido. Supongo que tiene sentido lo que dice. Lo veo en mis papás. Yo sé que se amaban. Hubo amor. Tan solo me pregunto quién lo dejó ir primero.

—Como sea. —Sacude la cabeza y pone los ojos en blanco. Suspira y continúa—. Lo que iba a decir es que le tengo un odio especial a las personas que son lo suficientemente afortunadas como para encontrar el amor y permiten que se les vaya.

—¿Me estás diciendo que odias a tu papá? ¿A Esme?

No me imagino odiando a alguien. Odiar es una palabra grande. Enorme. Y de alguna forma no concibo la idea de hacer que alguien quepa dentro de ella. No creo que Ónice odie a su propio papá.

Ónice no responde. Sostiene mi mirada, pero sus ojos no tienen ningún asomo de odio, hay tristeza.

—No lo sé. Tal vez no. Supongo que eso no me haría mejor que ellos, ¿no?

—¿Qué quieres decir?

—Me refiero a que yo también tuve amor por ellos… así que al odiarlos estaría haciendo lo mismo. Estaría dejando que se me vaya ese amor. No sería mejor que ellos.

—No deberías sentirte culpable por dejar ir un amor que te dejó primero.

Ónice me observa con detenimiento. Sus pestañas son gruesas, crean sombras debajo de sus ojos, oscurecen sus ojeras aún más. El sol se mete y nos baña de luz dorada.

—Me cuesta trabajo comer, Malva.

Ónice parece finalmente sacar todo lo que ha estado cargando por quién sabe cuánto tiempo. Lo sé porque mientras habla, parece como si la tensión se fuera de su cuerpo lentamente. Me quedo callada, con miedo a arruinar este momento, a mover algo de lugar que espante al gato en mi ventana. Dejo que mi silencio sea la invitación suficiente para que Ónice siga hablando.

—No sé cómo explicarlo, pero me cuesta comer. No sé cuándo inició. Es como si viviera con náuseas todo el tiempo, pero al mismo tiempo no. Como si entre más rollos tengo en la cabeza, más ganas me dan de no comer y… no sé cómo parar. Es como si eso fuera lo único que pudiera controlar porque claramente no puedo controlar nada más. —Ónice suspira y se reincorpora— ¿Conoces la regla veintiuno noventa?

—No —digo con un hilo de voz, aún con temor de decir algo que lo calle.

—Es una teoría que dice que si haces algo muchas veces durante veintiún días seguidos, se convertirá en un hábito y para el día noventa ya se habrá convertido en un estilo de vida… Creo que ya convertí esto en un estilo de vida.

Las lágrimas tocan la puerta de mis ojos, me preguntan si son bienvenidas. No lo son. Ónice acaba de volcar su corazón frente a mí, justo en mis manos y temo que no sean lo suficientemente grandes para abarcarlo todo. ¿Qué podría decir que lo haga sentir mejor? ¿Cómo podría yo ayudar? Nadie te prepara para esto. Nadie te dice qué hacer.

—Lo siento, Ónice. Lo siento mucho. No puedo ni imaginarme cómo se ha de sentir.

Yo soy de buen comer. Amo comer. La comida es lo mejor que me puede pasar. La comida es la fuente número cinco de toda mi felicidad. No me imagino cómo se sentiría que alguien me quite mi felicidad número cinco.

—No es para tanto, la comida está sobrevalorada.

—Eso es porque no has probado la lasaña de mi tía Pau.

—Eso no es verdad. La probé en aquella fiesta de cumpleaños que tuviste, la de crayones.

Esa fue mi fiesta favorita de toda la vida. La piñata era un crayón «Malva» gigante, el pastel fue un crayón, había crayones en todas partes. Fue la mejor fiesta que he tenido. En parte porque había una cantidad industrial de crayones, y en parte porque fue a una de esas edades en las que el salón es pequeño, tus compañeros se saben tu nombre y van a todas las fiestas sin importar quién eres. En esa fiesta Ónice, Violeta y Siena me regalaron una carta especial.

—Tienes toda la razón, y si esa lasaña no hace que cambie tu opinión, no sé qué lo hará.

Me tomo una pausa para pensar mis siguientes palabras.

—Supongo que tendremos que buscar la mejor comida del mundo para cambiar tu opinión. —Cuando digo estas palabras, él me enseña su sonrisa de luna menguante.

—Supongo que sí —dice y yo le sonrío de vuelta. Hago todo en mi poder por no ilusionarme ante la idea de una posible cita.

Eso es lo que fue, ¿cierto? Una invitación. Una invitación a buscar la mejor comida del mundo. Una cita.

Lo que me ha confesado se siente… grave. No tengo las herramientas para saber cómo manejar esta situación. Decido desviar la conversación, porque no sé qué podría decir que resulte útil. Además, me emociona la posibilidad de una cita, y si esa cita es para que comamos, entonces estaría ayudando, ¡claro!

—¿Te acuerdas de la carta? —pregunto tímidamente.

—¿Carta?

—La que me hicieron en esa misma fiesta de crayones.

Ónice se ve confundido. No se acuerda.

—Espera aquí. —Me adentro en mi habitación y busco en el fondo del armario el baúl de los recuerdos.

ÓNICE

Sí me acuerdo. No lo dije, pero sí me acuerdo. A veces me asusta la facilidad con la que puedo mentir.

Veo a Malva sacar una caja de zapatos decorada con cientos de calcomanías del fondo de su armario. La coloca en su escritorio. Saca una carta. La carta.

Había sido mi idea, de hecho. Había sido mi diseño también. Le había dicho a Siena y a Violeta que debíamos hacerle algo especial a Malva. Una carta. Cada quien escribió lo que quería expresarle a Malva por su cumpleaños en una hoja; al final la decoré con calcomanías y dibujos con crayones de los cuatro.

Malva se sienta en la ventana, carta en mano. No tiene que decirme qué hay dentro porque aún me acuerdo. Violeta le decía que la quería mucho aunque llorara tanto. Siena le decía que serían amigas por siempre y que, cuando ella se casara, sería su dama de honor. Yo le dije que por siempre estaría ahí para ella, que no había nada en el mundo que nos podía separar, que mi corazón y el de ella encajaban muy bien, que probablemente éramos almas gemelas.

Malva observa la carta, como si estuviera viendo su objeto más preciado.

—Violeta, Siena y tú me hicieron esta carta... En la carta hay mucho amor.

—Supongo que todos dejamos ir el amor en algún momento —comento con culpa. A sabiendas que alguna vez le tuve amor y fui yo quien lo dejó ir primero. Sí, no soy nada distinto a ellos.

Malva asiente con la cabeza.

—Supongo que es lo más humano. —Malva lleva la carta a su pecho y cierra los ojos. Sé lo que viene ahora. Como nubes grises en el cielo, anunciando que va a llover. Malva suelta una lágrima y cae con paso lento por su mejilla.

—¿Puedo contarte algo ahora? —me pregunta con los ojos cerrados aún. Yo asiento con la cabeza, como estúpido. Afortunadamente, mi silencio permite que Malva siga hablando.

—Yo nunca lo he dejado. Nunca. Me aferro a cartas de personas que ya no están en mi vida y aún las amo como si me las hubieran dado ayer. Me apego a palabras y promesas como si fueran verdad, como si no hubieran desaparecido en el tiempo. Aún guardo nombres y colores en mi corazón, como si nunca se hubieran ido, como si ahí pertenecieran. Sobre todo… Sobre todo aún sostengo en mis manos el amor que mis padres ya no se tienen. Me rehúso… Me rehúso a dejarlo. No puedo.

Malva habla entre lágrimas. Es un terrible momento para pensarlo, pero Malva llora bonito. No hace muecas, las lágrimas tan solo se dejan caer agraciadamente.

Las ganas de abrazarla inundan mis sentidos. Ojalá pudiera sostener su mano. Pero por más que nos estiremos no lograríamos tocarnos. Estamos cerca. Muy cerca. Pero no tanto.

—Malva —murmuro.

Me sostiene la mirada.

No sabía dónde estaba Malva. Siempre estuvo en la ventana, pero no sabía dónde estaba en mi vida. No sabía quién era para mí. Por años la ignoré, o eso creí, pero todo ese tiempo siempre la vi. Siempre la estuve viendo.

Ayer, leyendo los libros con las frases subrayadas por ella, algo se movió dentro de mí. Algo raro y cursi y estúpido. Cada frase que leía tenía sentido para mí. Tenía sentido respecto a quién es ella, lo que piensa, lo que siente. Todos estos años la estuve viendo de lejos, y leyendo esos libros, sentí que la veía de cerca. Más cerca que nunca. Las ganas de volver a la biblioteca, para seguir leyendo qué más le parecía subrayable, eran suficientes para querer ir a la escuela el lunes. De pronto me encontré queriendo saber más. De verlo todo a través de sus ojos.

Había tenido unas ganas extrañas de besarla en la fiesta y no tenía muy claro por qué. Usualmente mis ganas de besar anteceden a mi lógica. Pero aquí y ahora, lo veo.

La veo.

De pronto siento el peso de todos los años que la ignoré, que la hice a un lado, y temo que caigan ahora. La posibilidad de haber arruinado todo para siempre…

—Mi nombre… mi color… ¿aún están ahí? —«¿En tu corazón?».

—Ónice… todo en mí está coloreado por ti.

Esta vez soy yo el de los cachetes rojos. Esta vez soy yo el que le sonríe al suelo.

Malva suelta una risa nerviosa y yo también.

MALVA

Era verdad. Era absolutamente verdad. Tan verdadero como este sentimiento que nunca desapareció. Siempre he querido a Ónice. Incluso cuando dejamos de hablar, lo quería. Lo quería de la misma forma con la que quieres una fotografía de un momento que ya no existe, pero que tiene tanto amor ahí dentro. La misma forma con la que quieres una carta llena de palabras que alguna vez fueron ciertas. La misma forma con la que dos amigos que de pronto dejaron de hablarse se siguen queriendo.

El cielo es de ese azul que aparece cuando el sol ya se metió y la noche se cerca para cubrirlo todo. Quien sea que haya pintado el cielo, probablemente usó un «Azulísimo». Tomo una fotografía mental de todos los colores en mi ventana.

—¿Puedes prometerme algo? —Ónice pregunta mientras juguetea con un pellejo en su pulgar.

—Depende de qué sea —respondo con una clara curiosidad emanando de mis palabras.

—Prométeme que cuando te pregunte cómo estás me dirás la verdad.

—Te lo prometo si tú me prometes lo mismo.

—Te lo prometo.

—Te lo prometo —repito alzando mi meñique en el aire. Ónice pone los ojos en blanco y alza su meñique con irritación y termina con una sonrisa que permite que sus hoyuelos se apoderen de su rostro.

Alguien, en alguna parte, abrió un frasco lleno de mariposas. Esas mariposas volaron por años hasta encontrarme. Las mariposas hicieron su hogar en mi estómago. No fue sino hasta que Ónice sonrió que las mariposas quisieron salir. Quieren salir a ver su sonrisa, ¿por qué otro motivo estarían revoloteando en mi estómago frenéticamente?

Ónice y yo nos quedamos a ver a la noche cobijar el mundo entero. Hablamos de todo y de nada y escucho su risa y es como si algo se pegara dentro de mí. Las estrellas nos acompañan en la conversación, interrumpiéndonos de vez en cuando con su brillo y nosotros las dejamos.

Cuando Ónice se despide de mí, me da las buenas noches y vuelve a su habitación. Cierra la cortina, pero no la ventana. Yo me quedo un rato más ahí, en mi ventana hasta que «Ónice» se convierte en todo mi cielo.

ÓNICE

Estoy abrochando mis agujetas cuando un avión de papel, repleto de estrellas, aterriza frente a mis pies. Me incorporo y me asomo por la ventana. Malva me saluda. Trae su pijama rosa y el cabello despeinado. Su cabello es un nido rosa, perfecto para el pájaro que es su risa. Ya pasaron dos días desde esa conversación y mi corazón parece sentirse igual. Por algún momento pensé que quizá había sido tan solo la emoción e intimidad de nuestra conversación, pero nada ha cambiado. Me encuentro a mí mismo inventado excusas para querer hablarle. Ayer pasamos el día entero hablando. Siento que puedo hablar de lo que sea con ella.

—Hice algo. —Malva junta sus manos y da unos brinquitos—. Para ti. Hice algo para ti. He hecho algo y es para ti. Hay algo para ti y es de mi parte. Yo he creado, con mis manos, algo.

—¿Vas a decirme qué es o vas a continuar? —la interrumpo.

Malva está conteniendo su sonrisa y falla al hacerlo.

—Soy la autora intelectual de un objeto y tú serás su nuevo propietario —continúa. Ahora sí sonríe ampliamente. Yo dejo que siga. Quiero ver si se cansa. —De acuerdo, ya terminé —concluye después de un rato.

Malva se agacha y se va levantando lentamente sosteniendo lo que podría ser el chaleco más horrible que he visto.

—¡Tadá!

Estamos hablando de un chaleco de mezclilla con catarinas por todas partes y alguno que otro parche blanco.

—¡Es para que lo uses hoy en la competencia! Te traerá suerte.

—Malva, esa es la cosa más fea que he visto.

Oh no. Lo he dicho. Se me ha salido sin siquiera pensarlo. Malva baja el chaleco y lo observa. Temo haberla lastimado. Temo que empezará a llorar.

—Quizá no debería esperar un gusto refinado de alguien que combina eso que traes puesto con tenis fosforescentes.

—¿Qué tiene de malo lo que traigo puesto?

—No combina y está feo —contesta indignada con la nariz bien en alto.

No puedo evitar soltar un bufido. Ella suelta una risilla.

—Como sea, me quedé toda la noche terminándolo y lo hice para ti, y yo no lo quiero. Así que haz lo que quieras con él.

Malva toma impulso y me lanza el chaleco. Tengo que extender el brazo para cacharlo.

—Buena suerte y espero que ganes. —Malva se cruza de brazos y pretende seguir indignada.

—Gracias, Malva, nos vemos en unas horas… con un queso en mis manos.

ÓNICE

La competencia es en dos horas, pero antes tuve que hacer algo importante.

Me encuentro en un café, rodeando con las manos la taza caliente. No tengo idea de por qué pedí una bebida caliente, afuera el sol quema todo lo que toca. Aún no lo bebo y en mi frente ya están juntándose las gotitas de sudor. Me limpio con la servilleta y hago todo lo posible para no hacer temblar mi pierna derecha. Quiero verme tranquilo.

Me levanto en cuanto la veo entrar. El cabello de Esme rebota al caminar hacia mí, ella sonríe en cuanto me ve. Nos saludamos y la invito a sentarse.

—¿Por qué me citaste aquí? —pregunta. Puedo verme levemente en el reflejo de sus lentes. Me concentro en eso, mi reflejo.

Anoche le mandé un mensaje pidiendo vernos. Ella contestó casi de inmediato. No le pedí permiso a Violeta, pero ella tampoco me pidió permiso para besarla en primer lugar. Desconozco si Esme habrá tenido la decencia de avisarle.

—¿Quieres pedir algo? Yo te invito. —Ignoro su pregunta.

Esme me ve confundida. Voltea a su alrededor como si se tratara de alguna broma.

—Siento que yo debería invitarte a ti el café, Ónice.

—¿Por qué? —pregunto como si no entendiera.

Esme parpadea aún confundida.

—Ya sabes…

—¡Ah! claro, me engañaste con mi hermana. —Tomo un sorbo de café y me quema la lengua.

—Y ahí estás. —Esme se recarga en el asiento y se muerde el interior de la mejilla. Ella solía hacer eso, especialmente cuando peleábamos. Es extraño verla hacerlo en este contexto. En este contexto donde ya no estamos juntos y en realidad no le debo amabilidad.

—Lo siento, no quería sonar agresivo —me disculpo porque no vine a pelear. Vine por respuestas y por algún asomo de paz.

—Está bien, supongo que me lo merezco. —Sus ojos se vuelven vidriosos.

No argumento lo contrario, pero sí suavizo mi tono cuando continúo:

—Quiero… Me gustaría saber por qué. —Ella alza su mirada hacia mí, con la mejilla aún sumida entre los dientes—. Por qué decidiste… lo que decidiste.

—Oni… no veo cómo decirte eso vaya a ayudar en algo.

—Va a ayudar, no te preocupes.

Nos sostenemos la mirada por un rato y yo hago todo lo posible para no bajarla, para que vea que voy en serio. Ella suspira y se acomoda en el asiento.

—No tiene tanto que ver contigo, sino con Violeta…

Ella frunce el ceño. Está escogiendo las palabras correctas para decir lo que sea que quiere decir. Para alguien que cuida mucho sus palabras, pensarías que también cuidaría con quién se besa. Me ahorro el comentario.

—¿Recuerdas cuando te conté que los lentes de contacto me irritaban los ojos? —Yo asiento con la cabeza—. Pues también se lo conté a Violeta ese mismo día, y ella me dijo que debería dejar de usarlos. Me puso unos lentes falsos que tenía para algún disfraz y me dijo que me veía hermosa…

Fallo en entender cómo eso justifica algo. La observo confundido. Meneo la cabeza en señal de duda.

—Ónice, todos los días me planchaba el cabello para ti. Violeta me dijo que nunca debería tener que esconder mis chinos. Todos los días me maquillaba para ti, me peinaba para ti, hacía tantas cosas para ti y tú… no me decías nada. No recuerdo la última vez que me dijiste que me veía guapa. Supongo que Violeta me hizo sentir… especial… como si no tuviera que hacer nada para ser guapa y…

—Yo nunca te dije que hicieras todas esas cosas, Esme. Creí que las hacías porque así te gustaba verte —la interrumpo porque nada de lo que dice me tiene sentido en mi cabeza.

—Tampoco me dijiste que no tenía que hacerlas. Yo realmente no quería hacerlas. Lo que quiero decir es que Violeta sí me dijo esas cosas. Cada vez que ella y yo hablábamos, no lo sé, tan solo me hacía sentir que podía ser libre.

—¿Libre?

—Sí, libre de ser quien yo quisiera ser. No sentía que debía esforzarme en ser alguien que no era solo para gustarle a alguien. Algo que nunca sentí contigo.

Me quedo un minuto en silencio, procesando lo que acaba de decir. Tiene algo de razón, no soy la clase de persona que hace cumplidos. No soy efusivo, ni cursi, ni nada de eso. Todo este tiempo pensando que Esme y yo estábamos bien, al parecer había alguien más que le daba cosas que yo no. ¿Pero por qué ese alguien tenía que ser mi propia hermana? ¡Tenemos la misma cara, por Dios!

—No quiero que pienses que creo que lo que hice estuvo bien… sé que no manejé bien las cosas, sé que no merecías… eso y lo siento. En serio, lo siento. Si pudiera regresar el tiempo yo…

Su voz se apaga.

—Yo también lo siento. Es decir, estuvo de la mierda lo que hiciste —digo mientras me río, nervioso y ella me sigue en la risa—, pero lo siento por no decirte las cosas que merecías oír.

El ambiente ha perdido su tensión. Ella relaja los hombros y yo dejo de sentir el corazón latiendo a mil por hora.

Me había aferrado a mi ego, pero sobre todo al amor que le tuve. Ahí, en el centro de eso, nacía todo mi enojo. Pero creo que ese amor ha mutado. Puedo amar el principio de nuestra relación y las personas que fuimos en ese momento. Puedo amar el recuerdo de todo lo bueno. También puedo dejar de amar quien es ahora, así como ella dejó de hacerlo. Creo que siempre la querré por eso, por lo bueno.

Encuentro paz en eso. En saber que hubo amor y se quedó varado en el tiempo, y en mis recuerdos aún puedo sentirlo. Existe ahí, lejos. Y ahí está bien. Que ahí se quede. No tiene por qué alcanzarme más. No tiene que doler.

—Bueno, y ¿cómo te va con mi hermana?

Esme suelta otra risa.

—¿En serio quieres saber eso?

Yo me encojo de hombros.

—Estás con mi hermana, eso significa que te veré en mi casa más de lo que me gustaría. Mejor llevarnos bien, ¿no?

—Bueno, si realmente quieres saber… voy bien. Voy perfecto. Ella es increíble.

No puedo evitar arquear una ceja.

—¿Estamos hablando de la misma persona?—«¿O ya estás con alguien más?». Me ahorro el comentario, no creo que sea la clase de humor que cabe en esta conversación.

—¡Violeta es un amor de persona!

Suelto un bufido.

—Te sorprendería las cosas que uno hace cuando se enamora, Ónice. Por ejemplo, la semana pasada estaba intentando una nueva técnica de maquillaje y usé la cara de Violeta para practicar y me quedó horrible. Espantoso. Parecía una señora sacada de los años ochenta. Estaba triste porque creí que sí me saldría, creí que era así de buena. Estaba a punto de quitárselo cuando Violeta me detuvo. Empezó a decir que era increíble, que era el mejor maquillaje que había hecho. Yo sabía que estaba mintiendo, pero me pareció tierno que quisiera animarme. El punto es que Violeta salió al mundo con ese maquillaje horrible. Lo usó todo el día. Fuimos a comer, al cine, a la plaza y ella seguía con el maquillaje. Se veía fatal, pero iba encantada. Eso… me derritió el corazón. Tú y yo sabemos lo vanidosa que puede ser Violeta, pero ahí estaba. Haciendo eso por mí.

La Violeta que conozco jamás haría eso. Al menos, no por cualquiera.

—Querer a alguien te hace hacer tonterías, ¿no?

—No sabría nada de eso —espeto.

—Espero que algún día lo encuentres. La clase de cariño que te hace querer hacer tonterías.

Ella y yo nunca tuvimos eso. Lo nuestro no era así.

—Tal vez está más cerca de lo que creía —digo, confirmándolo más para mí que para ella.

—¿Qué? ¿Ónice está enamorado?

—Nadie dijo nada de estar enamorado. No, nada de eso. ¿Alguna vez te hablé de una amiga que tuve de niño? —pregunto, porque si hay alguien a quien podría haberle contado esto es a ella. Mi exnovia, ahora novia de mi hermana, claro.

—Ónice, tú nunca me contabas nada. —Hay rencor en su voz, lo noto muy debajo de su intento de no exhibirlo.

—Tienes razón, tienes razón. —Alzo las manos en señal de rendición—. Bueno, entonces, ¿ubicas a mi vecina?

—Supe que tenías una vecina, sí, la que ponía música rara.

—Bueno ella era mi amiga antes, va a nuestra escuela y se llama Malva.

—¿Ella es Malva? ¿La chica a la que le llevabas una bebida a tu cuarto?

—Sí, no te desvíes del tema. Malva me hizo este chaleco. —Tomo mi mochila que había colocado en el suelo y saco el chaleco que Malva confeccionó para mí.

—Guau eso es… definitivamente notable.

Extiendo el chaleco frente a la mesa que nos separa y me echo a reír.

—Es horrible, puedes decirlo. Está horrible.

—Es espantoso —dice entre risas.

—La cosa es que, desde el momento en que me lo dio, me he estado cuestionando si sería lo más estúpido del mundo ponérmelo… solo para hacerla feliz, ¿me explico?

Esme pone cara de incredulidad y sacude la cabeza lentamente. Una sonrisa traviesa se abre camino en su rostro.

—Oh, por Dios, ¡en serio te gusta!

Me encojo de hombros restándole importancia. Como si se tratara de algo insignificante. Esme no conoce a Malva, no personalmente, eso significa que no tiene ninguna opinión ya formulada sobre ella. Me pregunto qué pasaría si estuviera hablando de Malva con alguien más, con una de esas personas que se burlan a sus espaldas… Me pregunto si podría expresar abiertamente que me gusta.

—Cuéntame de ella, ¿cómo es?

—Malva es… —Un suspiro escapa de mi pecho.

—¡Con suspiro y todo! —Esme exclama, apuntando con un dedo acusatorio.

Me muerdo el nudillo del dedo índice y escondo mi sonrisa. Qué tontería. Esme extiende su mano sobre la mesa por encima del chaleco y toma mi taza de café. Está a punto de darle un sorbo cuando extiendo la mano y le arrebato la taza con todo el cuidado que puedo. No permito que beba de mi taza. Compartir bebida se siente demasiado íntimo. No se siente correcto. No con ella, al menos. Esme hace una mueca y me invita a seguir hablando de Malva.

—¿Estás segura de que no la conoces? Va a nuestra escuela —digo después de beber de mi taza—, es alta, cabello rosa… se pone calcomanías en el cuerpo.

Esme abre mucho los ojos. Algo conecta en su cerebro y lo veo en su rostro.

—¿TE GUSTA LA RARA? —exclama más fuerte de lo que me gustaría. Me acomodo en mi asiento completamente incómodo. Me esfuerzo para no voltear a mi alrededor para cerciorarme de que nadie nos está observando. Lo último que quiero es encontrarme con alguien de la escuela, o que personas extrañas me vean.

—No tienes que gritar.

Me da comezón el cuello. Me rasco. Siento el sudor en la frente, en las manos. De pronto soy muy consciente de mis extremidades. Me vuelvo a acomodar en la silla.

—Ónice, ¿Malva es «la rara»?

Me quedo callado. El café en la mesa se vuelve más interesante. Rodeo la taza con las manos como si no estuviera haciendo un calor de infierno y no estuviera repleto de gotas de sudor.

Esme no espera a que conteste y continúa:

—Mi hermana, Angie, me dijo una vez que alguien más le dijo que la rara iba a los salones cuando no había nadie y se ponía a ver lo que había en las mochilas. Ni siquiera tomaba nada, solo escogía una mochila, sacaba todo, lo ordenaba en el suelo y luego lo regresaba y al final les dejaba un crayón. Todo esto lo hacía para personas que ni siquiera conocía… ¡súper raro!

Mi estómago se vuelve un nudo y se deshace, se vuelve nudo y se deshace. Estoy seguro que habla de alguno de esos rumores que inventan las personas porque la gente es bien mierda y no tienen nada mejor que hacer. Estoy seguro de eso. Escucharla hablar así de Malva… no. No está bien. Ella no la conoce, no tiene ni idea de cómo es ella.

Sé lo que se dice de ella. Sé por qué se dice lo que se dice. Antes, Malva no llevaba el cabello rosa. Cuando se lo pintó, hubo personas que dejaron de identificarla como «la rara». No era hasta que veían las calcomanías en su cuello, piernas o brazos, que la volvían a ubicar. Pero ese apodo… surgió hace años. Ya casi nadie sabe de eso, o de ella. Ya casi nadie habla de ella. La escuela es demasiado inmensa para que se sepa de rumores viejos sobre una chica con calcomanías en el cuerpo.

—Malva es la rara —dice Esme para sí, su voz está llena de juicio, de disgusto.

—Deja de decir eso —digo, con voz apenas audible.

—¿Qué dices?

Considero la opción de dejarlo así. Puedo quedarme callado. Puedo mentir. Puedo decirle que no me gusta y tan solo le tengo lástima, puedo explicarle nuestra historia, puedo explicarle lo de sus papás. Puedo… puedo…

«Puedo ser un maldito cobarde».

—Malva no es «la rara», deja de decir eso —digo con un poco más de seguridad.

—Lo siento, Oni. Es solo que hay cosas que se dicen de ella y… la he visto por los pasillos y siempre va corriendo aunque no hay ninguna necesidad de correr.

—Tú no sabes eso, tú no sabes nada de ella. Quizá va a alguna parte, quizá tenga una razón perfectamente aceptable por la cual corre por ahí, pero como no te tomas la molestia de conocerla prefieres juzgarla. Solo porque tú no corres por los pasillos no significa que sea raro, tan solo significa que no tienes razón para juzgarla.

Esme abre la boca para decir algo pero no la dejo, quiero seguir hablando. Tengo más que decir.

—Ese sentimiento de seguridad, de... de valentía cuando Violeta te permitió usar lentes y llevar tu cabello así, pues Malva vive ahí. En ese sentimiento. Ella es libre todo el tiempo. Ella tiene toda la valentía de hacer lo que se le dé la regalada gana. Tú podrías ser «rara» si tuvieras la valentía de serlo. —Ahora soy yo el que alza la voz.

La cara de Esme se tuerce en una mueca. Abre la boca para hablar y la cierra inmediatamente. De nuevo veo en su rostro que está escogiendo las palabras correctas antes de seguir.

—Tienes razón, lo siento.

Sé que la tengo, pero no era la respuesta que esperaba. Me siento culpable de haber alzado la voz. Me siento avergonzado de haberle dado tanta importancia. También me siento como un estúpido por haber defendido a la chica que hace un mes y medio pensaba que era la persona más rara del planeta.

Si de niños nunca hubieran señalado ni se hubieran burlado de las formas tan peculiares de ser de Malva, tal vez nunca lo habría pensado también, en primer lugar.

—Yo siento haber alzado la voz.

—No te disculpes, nunca te había visto tan... *libre* de expresar lo que realmente piensas. —Hay un dejo de rencor en sus palabras, una gota de amargura que no sé cómo digerir.

—La gente cambia. —Tomo el chaleco en mis manos y decido ponérmelo. Mi torso está ahora cubierto de catarinas.

—La gente *nos* cambia —me corrige Esme y se acomoda los lentes.

Esme y yo hablamos un rato más; cuando me doy cuenta de que la hora para la carrera se acerca me pongo de pie y Esme me sigue.

—Violeta me contó del queso, ¿vas para allá?

—Sí. —Sé qué va a preguntar después, pero en caso de que no lo haga decido no ofrecerlo porque no tengo mucho interés en seguir en su presencia. Creo que la plática que hemos tenido ha sido… gratificante. Necesitaba alguna clase de cierre y finalmente lo obtuve.

—¿Puedes darme aventón? Violeta también estará ahí. Iremos a darte apoyo… «¡Tú puedes, Ónice!». —Esme alza los brazos sarcásticamente.

No me agrada la idea de darle aventón. Quería tener un tiempo para mí antes de la carrera. Mi padre estará ahí. Ese hecho es suficiente para hacerme sentir un nivel alto de nervios. Creí que podría…

—Claro, no hay problema. —Fuerzo una sonrisa amable.

Esme y yo salimos del café y nos dirigimos al jeep. En circunstancias pasadas y superadas le habría abierto la puerta, pero ya no le veo el punto a hacerlo. Al menos no a ella. Entramos y tengo que pasar una bolsa vacía de papas a la parte de atrás del jeepzoide. Acomodo un poco y sacudo el polvo del tablero. Creo que lo hago con demasiada fuerza porque este se cae. Esme se sube con un brinco y reprime una risilla.

—El tablero finalmente se rindió ¿eh?

Tomo el tablero y lo atoro de nuevo en su lugar. Me toma tres intentos hacer que se quede estable.

—Como nuevo —le digo.

Hago girar la llave del carro y el motor hace un ruido que me es demasiado familiar. Más de lo que me gustaría. Más de lo que debería.

—Mierda.

Sigo intentando. Sigo intentando. Giro. Giro. Nada.

—Mierda. Mierda. Mierda.

—Claro, como nuevo. —Ahora sí se ríe. Yo le lanzo una mirada de enfado. Otra vez. Giro. Giro. Nada.

Veo el reloj en mi celular. Faltan catorce minutos. Mierda.

—Está bien, podemos ir caminando, ¿no? —sugiere Esme.

—Son treinta minutos caminando, la competencia empieza en trece. No lo lograremos.

—Pueden esperarte.

Volteo a verla, no tengo idea si está bromeando o no. Su cara está llena de optimismo.

—Ah, claro, deja les digo inmediatamente que me esperen. ¿Tienes su número?

Dejo caer el celular en mis piernas.

—Ya, entiendo— Esme se rinde.

Nos bajamos del jeepzoide. Le doy una patada a la enorme llanta. «¡Tenías un solo trabajo!».

Paso mis manos por el cabello, analizando las opciones. Podría correr. Sí. Puedo correr.

—Vamos a correr. —Pongo las manos en mi cintura. Leí alguna vez que esa pose te da seguridad y confianza o alguna mierda por el estilo. Eso es exactamente lo que necesito en estos momentos.

—¿Qué?

—Vamos a correr. Una, dos, tres, ¡ya!

Me lanzo corriendo por la banqueta, no sin antes asegurarme que Esme vaya detrás de mí. Tampoco es como que la dejaría sola ahí.

Corro con todas mis fuerzas, como si mi vida dependiera de ello. El queso depende de ello. Pasamos dos cuadras. Tres cuadras. El sudor cae por mi frente y arde en mis ojos. Es en la cuarta cuadra que empiezo a marearme. Siento que voy a desvanecerme en cualquier momento. Empiezo a ver manchas. Como cientos de hormigas en mi campo de visión.

—¡Ónice, detente!

Escucho a Esme, pero es demasiado tarde. Estoy a mitad de la calle esperando el impacto. Cierro los ojos y me cubro el rostro. El carro alcanza a frenar lo suficiente para solo golpear levemente mis piernas y hacerme tambalear. El carro emite un pitido ensordecedor.

—¿Eres ciego, niño? —Una señora cómicamente pequeña grita desde el volante.

Doy un grito de emoción. Si Alex estuviera aquí, estoy seguro que hasta podríamos aullar de emoción. Me acerco a la ventana del copiloto.

—Señora Dorotea, sé que es una mujer muy ocupada, ¿pero cree que podría darnos aventón? No es tan lejos. Vamos al Festival del Queso Rodante. Le prometo que lo compensaré de cualquier forma. Pensaré en algo. Algo que le guste mucho.

—Sí, sí, ya, súbanse, vamos tarde. —La señora Dorotea sacude su mano, impaciente.

Esme y yo nos subimos al carro. Yo tomo el asiento del copiloto, ella el de atrás.

—¿Vamos tarde? —pregunto, aún recuperando el aliento e ignorando completamente el hecho de que estuve a punto de desmayarme. Ese será un problema para el futuro Ónice.

Dorotea arranca a toda velocidad. Para ser una señora grande, pisa demasiado fuerte.

—Yo también voy rumbo al festival —nos explica. Su rostro apenas sobresale del volante.

—Señora Dorotea, no me malentienda, pero ¿no es muy grande para competir?

—Estoy confundida, ¿quién es la señora Dorotea? —pregunta Esme asomando su rostro entre los dos.

—¡Cinturón! —grita Dorotea, con una voz demasiado imponente para una persona tan pequeña...

Esme obedece casi de inmediato.

—La señora Dorotea es la bibliotecaria de la escuela, Esme. Si leyeras un poco lo sabrías. —Volteo a ver a Dodi con una mirada cómplice. Ella se limita a asentir.

—Para que sepas, Ónice —una ligera emoción salta en mi pecho al escucharla acordarse de mi nombre. Oficialmente soy parte del elenco que conforma el universo de la señora Dorotea—, no hay límite de edad para participar. Pero no voy a correr, niño tonto. Voy a observar. No hay nada que me brinde más gozo que ver a decenas de hombres romperse los huesos en esa colina.

Trago saliva.

En todo mi entrenamiento nunca consideré la posibilidad de alguna lesión. Mierda.

Un problema más para el Ónice del futuro. Espero que no me esté odiando en estos momentos.

—Ese es un chaleco precioso, por cierto.

Había olvidado por completo que lo llevo puesto.

—Gracias, una amiga lo hizo.

Ahora Dodi sonríe y yo la acompaño.

—Oye, ¿y quién es ella? —La señora Dodi ve a Esme por el espejo retrovisor.

—Es… otra amiga.

Dodi me observa de reojo, con sospecha.

Llegamos justo a tiempo. La entrada al festival se extiende frente a nosotros y en el fondo se encuentra la colina. No es hasta que pueda acercarme que veré su inclinación. Tengo el vago recuerdo de cómo era. Un recuerdo lejano de todas las veces que acompañamos al señor padre y gritábamos desde el fondo de la colina. Recuerdo que cuando era niño me parecía enorme.

—¡Gracias, Dodi! —Me acerco a su rostro y le planto un beso enorme en la mejilla.

—¡Apestas, niño! —Ella se limpia mi beso—. Anda, anda que vas tarde.

Abro la puerta y corro a través del campo. Mis pies impactan en el pasto con cada paso que doy. Paso *stands* de comida y de juegos, de vez en cuando choco con los hombros de desconocidos y grito disculpas.

Cuando llego a la línea de salida, estoy completamente cansado. Exhausto. Voy a morir.

Limpio el sudor que cae en mis ojos e intento peinarme. Busco con la mirada al señor y no lo veo por ningún lado. Hemos de ser unas treinta personas aquí. Encuentro un espacio entre dos señoras y me planto ahí. Antes de que pueda recuperar el aliento (o seguir buscando al señor), el disparo de salida suena y explota en mi cabeza.

El queso sale rodando y todos gritan. No tengo tiempo de pensar y me lanzo cuesta abajo junto al resto de personas que quieren llegar al final primero.

Corro y bajo la colina con el corazón aún queriendo escaparse de mi pecho. Corro y tropiezo cada dos pasos. Respiro, pero el aire no parece entrar por completo en mis pulmones. El aire me golpea el rostro con una delicadeza abismal comparado al impacto del pasto en mi culo cada vez que tropiezo. Me caigo y giro en el aire, pero me vuelvo a incorporar. Mis piernas se vuelven cada vez más pesadas y el sudor me llega a los ojos. Mi visión comienza a nublarse, pero no es por el sudor. He estado entrenando demasiado tiempo para esto, para tener la condición suficiente para aguantar la distancia. Nunca, en ningún momento, consideré la posibilidad de que la falta de nutrientes me fuera a afectar tanto como ahora. Me aferro a la idea de llegar al final, sostener el queso y celebrar en la cara de mi padre, pero todo mi cuerpo se empieza a desvanecer. Como si fuera a desmayarme en cualquier momento. Dejo ir mi cuerpo hacia el frente y lo último que siento es el impacto del suelo en la barbilla.

MALVA

Ónice gira cuesta abajo. Su cuerpo golpea el suelo y rebota como si fuera una pelota. Intento averiguar si le duele, pero va tan rápido que no logro darle sentido a su rostro. Me muerdo los labios y junto las manos en el pecho. Le rezo al que está en el cielo que por favor no le esté doliendo. Va rápido. Más que cualquier otra persona. Hay personas que andan con precaución, otras que corren y caen y corren y caen, pero Ónice lidera el grupo girando casi tan rápido como el queso. Me encuentro en la parte final junto a los demás espectadores. Todos gritan con una emoción que me llena el espíritu de entusiasmo. En el otro extremo, ubico a una chica de cabellos chinos. Se ve preciosa. Esme. ¿Qué hace aquí? Quiero no prestarle atención, quiero ver a Ónice y preocuparme por él. Únicamente por él. Pero Esme grita el nombre de Ónice con tanta emoción que me sienta mal en el pecho. Como si quisiera que su nombre solo existiera en mis labios, no en los de ella. Su ex perfectamente bonita. Su ex con un crayón por nombre, y no solo cualquier nombre. «Ónice» existe en la misma caja de crayones que «Esmeralda», una edición especial creada en 1994. «Malva» no existe ahí. Un enojo repentino sube por mis manos y tengo que cerrar los puños para contenerlo. El nombre de Ónice habitó en sus labios primero, pero antes de ella fue de alguien más, y alguien más antes de ella, pero en un inicio estuve yo. Siempre estuve yo. Sacudo la cabeza, alejando el pensamiento. Su nombre es tan libre como él. No es mío. Es de él.

Eso no significa que no pueda gritar más fuerte ¿no?

Coloco las manos alrededor de mi boca y grito con todo el diafragma.

—¡Vamos, Ónice! ¡Tú puedes!

Violeta aparece detrás de Esme con unas banderillas. Le entrega una y Esme le besa la mejilla. Me siento tonta. Avergonzada. ¿Qué planeaba lograr con eso? Probablemente Ónice ni siquiera puede escucharme. Me río de mí misma mentalmente.

Volteo a mi alrededor y veo a Siena sentada en el pasto. Está viendo la competencia en otra esquina. Hacemos contacto visual y me sonríe. La saludo con la mano y me responde con el mismo gesto. Aquí estamos, tres personas que antes éramos amigas en tres esquinas diferentes. Si esto fuera hace años, las tres estaríamos sentadas en el pasto jugando a encontrar hormigas, mientras que Ónice animaría a su papá. Me pregunto si Siena está aquí para apoyar a Ónice también.

Dejo de enfocarme en mis viejas amigas y me enfoco en él. Está tan cerca del final. Una leve elevación en el relieve impulsa su cuerpo en el aire y procede a impactarse en la línea final, justo al lado del queso. Lo hizo. ¡Ganó! Ónice se queda boca arriba en el pasto, inmóvil. Todos aplauden y gritan. Las personas que corrían y caían detrás de él han llegado a la meta también. Son abrazadas por familiares y amigos, pero Ónice sigue sin moverse.

ÓNICE

Cuando despierto el sol ciega mis ojos. Debo parpadear varias veces para enfocar la vista. Lo primero que siento es el pasto en las manos y en las piernas. Después llega el dolor. Mi cuerpo se siente como si hubiera sido atropellado por un camión. Quizá la señora Dodi realmente me atropelló y soñé todo lo demás. Mi cabeza se siente aturdida. Reconozco el cielo y lo interrumpe una mancha rosa. Quizá sigo soñando porque Malva está viéndome. Creo que dice algo. Sonrío levemente y siento dolor en los cachetes.

—¡Ónice! ¿Me escuchas? —pregunta mi sueño.

Violeta aparece y me da unos golpecitos en la cara. Hago una mueca de dolor y la aparto con la mano.

—¿Ven? Claramente está bien. —Violeta les dice a las demás personas que se han congregado a mi alrededor.

Intento incorporarme y gruño de dolor. Me quedo sentado en el pasto, aún recuperando la conciencia. No estoy soñando, Malva está aquí. Al igual que Violeta, Esme, Alex y Siena. ¿Qué hacen aquí?

—Hermano, ¡ganaste el queso! —dice Alex hincado a mi lado y sacudiendo mis hombros.

—¿Lo hice? —Me toco la barbilla que me arde más que el resto de la cara. Estoy sangrando levemente.

—Te caíste y rodaste por toda la colina, tu cuerpo golpeó el pasto como mil veces, ¡pero ganaste! —agrega Siena.

—Gané —digo alzando un puño al aire con las pocas fuerzas que me quedan.

Malva se hinca del otro lado y me coloca una de sus manos sobre la espalda.

—¿Te sientes bien? ¿Puedes moverte?

—¿Tú te sientes bien? No estás en tu cuarto.

—No quería perderme tu gran victoria. —Malva sonríe con orgullo.

—Pero tus papás… tu huelga…

—No están en casa. No se darán cuenta de que me fui. Mientras no se enteren, no violé ninguna cláusula. —Sonríe satisfecha.

La observo, aquí bajo el sol se ve radiante. Quiero quedarme a ver las calcomanías en su cuello, pero llega una señora con una enorme sonrisa y un micrófono en mano.

—Jovencito, ¿cuál es su nombreee? —pregunta con voz de comentarista.

—Ónice Redona.

—¡Damas y caballerooooos! Con ustedes, el ganador del Festival del Queso Rodante… Ónice Redona, ¡aplausos!

Las personas aplauden y gritan. Intento ponerme de pie, pero un dolor se dispara en mi pierna derecha. Malva lo nota y se coloca bajo mi hombro, ayudando a sostenerme. Alex hace lo mismo del otro lado. Me siento hecho de trapo. Débil y sin fuerza. Lo único que me mantiene con el espíritu intacto es el hecho de que gané el queso.

La señora del micrófono me ofrece el queso. Me safo del agarre de Alex y tomo el queso con una mano. Lo alzo y las personas gritan y aplauden más.

—¿Dónde está? —me dirijo a Violeta. Ella me hace un ademán con el rostro, señalando detrás de mí. Volteo aún con la ayuda de Malva y ahí está.

El señor trae las piernas raspadas y se viene masajeando el cuello, que parece dolerle bastante. Hacemos contacto visual y se acerca hacia mí.

—Ganaste el queso, hijo. —El señor fuerza una sonrisa y aplaude lentamente—. Estoy orgulloso de ti.

«Ni siquiera sabes algo de mí».

Quiero decírselo a la cara. Me safo de Malva y doy un paso hacia él. Caigo de inmediato. Mi pierna arde con un dolor cada vez más intenso y gruño.

—Tenemos que llevarte al hospital, hijo. —Me ayuda a incorporarme y me sujeta fuertemente. No puedo dejar de verlo. Se ve… diferente. Hay más líneas en su rostro y noto canas en su cabello.

—Violeta, trae mi carro. —El señor saca las llaves de su bolsillo y se las lanza a mi hermana. Violeta no hace el mínimo esfuerzo de atraparlas, chocan contra su hombro y caen en el pasto.

—¡Violeta! —la regaña el señor.

—No sé manejar, pá —dice encogiéndose de hombros. Esme le lanza una mirada. Siena pone los ojos en blanco y se agacha.

—Yo lo traigo. —Siena recoge las llaves y voltea hacia Violeta—. Acompáñame.

—¿Por qué haría eso?

—¡Porque no tengo idea qué carro es, Violeta!

—¡Ugh! —Violeta gruñe y va detrás de ella. Desaparecen entre la multitud y las pierdo de vista.

Veo a Esme y digo:

—Un amor de persona, ¿eh?

Esme y yo soltamos una risa. Malva nos observa a los dos, como si intentara entender de qué estamos hablando.

El señor padre me ayuda a caminar hasta el estacionamiento. Pongo todo mi peso en él y vamos lento. Aún traigo el queso en el brazo libre.

—Déjame ayudarte. —Esme toma el queso y lo carga con ambas manos mientras llegamos al carro.

MALVA

Le resto importancia. Al menos pretendo que lo hago. No significa nada. Esmeralda es amable. Es tan solo un rasgo admirable de su personalidad. Además, ella está con Violeta, y Ónice está… con nadie, en realidad. Además-número-dos Ónice no le robaría la novia a su hermana que se la robó primero. Repito una y otra vez la interacción que tuvieron en mi cabeza e intento encontrar alguna señal de algo. De algo que me diga si todavía se quieren como alguna vez se quisieron. No quiero admitirlo, pero tengo celos. Por Dios, tengo celos cuando ni siquiera somos algo. Desde que le dije a Ónice que mi corazón estaba coloreado por él, no hemos vuelto a hablar del tema. O de algo similar a ese tema. Sé que no lo tomó a mal porque, bueno, no volvió a ignorarme. Al contrario. Al día siguiente hablamos demasiado.

Tal vez no fui lo suficientemente clara. Tal vez debo plantarme frente a su cara y preguntarle directamente: «Ónice, ¿te gusto o qué?».

—¡Malva del cabello rosa! —Alex camina a mi lado mientras nos dirigimos al carro.

Ónice va frente a nosotros y voltea a vernos por un momento.

—Alex del cabello chino, hola. —Alex se acerca y coloca su brazo alrededor de mis hombros y el contacto me llena de sorpresa.

—Qué gusto verte aquí. Por cierto, dijiste que tomábamos clases juntos pero no te he visto en ninguna y créeme, busqué por todas partes.

—Eso es porque deje de ir. —Me quito su brazo de encima de forma juguetona.

—¿Cómo? ¿Para siempre?

—No para siempre, tan solo… por ahora.

—No te da miedo, no lo sé ¿reprobar? Podrías repetir año por tantas faltas, ¿no?

—Creo que tengo miedos más grandes. —Me cruzo de brazos como si así pudiera protegerme de la idea de que mi padre podría llevarme lejos en cualquier momento.

—Es una lástima, podríamos juntarnos los tres en clase. Tú, yo, Ónice... o tú y yo nada más. —Me da un golpecito con su cadera.

—Déjala en paz, Alex. —Ónice grita desde enfrente.

Esme me observa y luego mira a Ónice.

Siena llega con la enorme camioneta antes de que nosotros lleguemos al estacionamiento. Fue buena idea que se adelantaran. El papá de Ónice lo ayuda a subirse al asiento del copiloto.

—¿Vamos todos? —el papá nos pregunta y todos asentimos.

Nos subimos a la camioneta, es uno de esos carros con tres hileras de asientos. Alex y yo nos vamos al fondo; Siena, Esme y Violeta van en el asiento de en medio. Nos dirigimos al hospital.

—Esta era la banda favorita de Ónice cuando era niño. —El papá le sube el volumen al radio y suena una canción que no reconozco. El rock no es mi género musical favorito.

Ónice no deja de ver a su papá. Lo ve como si lo estuviera mirando por primera vez. Supongo que de alguna forma así es. Ha de ser un sentimiento extraño ver a tu papá después de tanto tiempo. Ha de ser un sentimiento aún más extraño darte cuenta de que tu papá aún recuerda cosas de ti, como cuál es tu banda favorita.

Esme y Violeta van hablando sobre un chisme de alguien que conocen cuando Alex se me acerca y atraviesa su brazo frente a mí.

—El cinturón de seguridad salva vidas. —Toma el cinturón a mi izquierda y lo abrocha en el seguro. Me pone el cinturón de seguridad.

—Es un terrible hábito que tengo... olvidar... —digo sintiéndome incómoda—, olvidar que existen los cinturones... de seguridad. —La cercanía con el género masculino no es algo a lo que esté acostumbrada, mucho menos sé cómo actuar.

—No puedo creer que nunca te había visto, Malva. Especialmente porque eres bonita y yo siempre le hablo a las bonitas de la escuela.

—A mí no me hablas —le dice Siena. Reconozco que la voz de Alex no es la más sutil. Me pregunto si Ónice está escuchando también. Me pregunto si él opina lo mismo. Que soy bonita. Me imagino a Ónice hablando de mí, contándole lo mucho que le gusto. Si alguien sabría si le gusto a Ónice, sería Alex.

—Oye, Alex —susurro, acercándome a su oído.

—Dime Malva, cabello rosa. —Gracias al cielo, me acompaña bajando su voz en un susurro.

—Sabes... —Vacilo por un momento. Tengo que juntar toda mi

valentía. Reviso en toda mi mente y en todo mi corazón y encuentro la suficiente para seguir—. ¿Sabes si a Ónice le gusta alguien?

—Ah, te gusta el chisme, ¿eh? pues te cuento…

Alex voltea al frente y se cerciora de que Esme y Violeta sigan hablando para acercarse nuevamente y seguir contándome lo que sabe.

—El viernes, en clase, caché a Ónice babeando por Siena. No dejaba de verla. Cuando le pregunté, se puso todo incómodo y yo creí que era porque aún no supera a Esme, así que se lo pregunté, porque soy su mejor amigo así que soy la persona con la cual podría hablar de estas cosas, ¿me explico? En fin, el punto es que le pregunté si ya había superado a Esme y dijo que no. De pronto se enojó y se fue. No volvió al resto de las clases. Ya sabes cómo es Ónice de amargado y temperamental. —Alex se aleja y alza la voz—. ¡Pero te amo, hermano!

—¿De qué estás hablando? —Ónice voltea a vernos.

—¡Que te amo! —Alex se echa a reír.

No puedo creerlo. No quiero creerlo. Ónice babeando por Siena. La misma persona que tengo enfrente. Ónice aún sin superar a Esme. La otra persona que tengo enfrente también. ¿Qué hago aquí? No pertenezco aquí. Nunca debí haber salido de mi cuarto. Fue una tontería venir. Cuando imaginé la escena en mi cabeza, Ónice ganaba y se sorprendía alegremente de verme. Entonces corría y me alzaba en brazos, y me confesaba su amor eterno e incondicional y me besaba mientras todos aplaudían. Al final regresábamos a su casa a comer quesadillas con el queso ganado. Pero nada de eso pasó. En su lugar, Ónice se lastimó la pierna, y me encuentro en un carro con su hermana a la que por alguna razón estoy segura de que le caigo mal, su ex que aún no supera, y la persona por la cual babea en clase. Ah, y el mejor amigo que piensa que soy bonita. Todo está en desorden. En el orden que creé en mi cabeza, Ónice ya superó a Esme, babea por mí y él piensa que yo soy bonita. Es el peor momento para enterarme de que todo lo que imaginé no es como pensaba. No es como soñaba.

Me muerdo el labio y mis ganas de echarme a llorar. No puedo llorar, al menos no aquí. Estoy rodeada de personas, pero me siento tan sola.

Me enfoco en mi respiración. Inhala, exhala. Cuando era más niña e iba a terapia, mi psicóloga me dio varios ejercicios para momentos así. Momentos en los que mi corazón me aprieta el pecho y la ansiedad me recorre el cuerpo entero.

Es fácil.

Tan solo debo encontrar tres cosas que puedo ver: la ventana, el cielo, los carros que pasan.

Tres cosas que puedo oler: el queso, el perfume de Esme, mi cabello.

Tres cosas que puedo sentir: la tela de mi vestido, el asiento, el cinturón de seguridad.

Tres cosas que puedo escuchar: la voz de Violeta, la música en el radio, el aire acondicionado…

Estoy bien.

Estoy más tranquila.

Estoy bien.

¿Qué tan lejos está el hospital?

—Oye, Malva, ¿cómo están tus papás? —me pregunta el papá de Ónice.

Oh, no. No quiero pensar en eso. No ahorita.

—No preguntes eso —le murmura Ónice. Baja la voz, pero logro escuchar. El papá se encoge de hombros y sacude la cabeza confundido.

Me enfoco en la ventana.

—Malva… —Ónice está asomando su cabeza para verme desde el asiento del copiloto—. ¿Ya viste qué traigo puesto?

Es cierto. ¿Cómo no me percaté antes? Ónice trae mi chaleco, el que hice de catarinas.

—Vaya suerte que me trajo. —Ónice me sonríe tímidamente. Se ve tan cansado. Tiene el rostro lleno de tierra y la barbilla aún con sangre.

Le regreso la sonrisa. Tengo que forzarla un poco, pero se dibuja en mi rostro con trazos débiles.

—Gracias por venir, en serio —dice con ternura.

Ónice se puso el chaleco que le hice. ¿Por qué? ¿Qué significa? Estoy cansada de intentar entenderlo. Intentar interpretar lo que dice y lo que hace. Tal vez Ónice simplemente es amable conmigo. Tal vez se siente culpable por tantos años de ignorarme. De cualquier forma, es un gesto amable, pero no le doy otro significado más que ese. Tan solo un gesto amable.

—Sabes, Alex, dices que no habías visto a Malva, pero estoy segurísima de que sí habías oído de ella. —Esme está volteada hacia nosotros. Su brazo en el asiento y torciendo el cuello para no perdernos de vista.

—¿Ah sí? ¿Por qué? —pregunta Alex.

—Vamos… —Abre mucho los ojos—. Usa tus neuronas. ¿Crayones? ¿Calcomanías por todas partes?

—Esme, ¿qué estás haciendo? —la interrumpe Siena.

—¿No te suena? —insiste Esme.

—No estoy seguro. —Alex se agarra la barbilla, haciendo todo un esfuerzo en pensar.

Yo lo acompaño en el esfuerzo. ¿De qué habla? No tenía idea de que supiera algo de mí. Yo solo conozco a Esme por ser la ex de Ónice. ¿De qué podría conocerme ella?

—Vamos… ¿«la rara»?

—¡Oh, por Dios! ¡Tú eres «la rara»! —Alex me grita en la cara—. ¿«La rara» es guapa? Siempre creí que sería fea.

—No entiendo —me dirijo hacia Alex—, ¿de qué hablan?

—Malva, en la escuela te conocen como «la rara» porque eres… bueno, tú entiendes —responde Esme.

—Esme, eso está de mierda incluso para mí. —Violeta la ve con disgusto. Como si le causara asco. Esme se encoge de hombros, restándole importancia.

Siena me ve con lástima. Abre la boca para decir algo, pero no sale nada.

—¿Todos ustedes lo saben?

Nadie dice nada.

—¿Por qué crees que las personas no te hablan? ¿Por qué crees que se ríen mientras pasas?

No. No es verdad. No lo creo. Hay personas que se ríen, pero ¿de mí? Me habría dado cuenta. Si se burlaran de mí lo hubiera notado, ¿no?

—¿Ónice? —le imploro a mi amigo con la mirada, le pido con los ojos que diga algo.

Él observa toda la escena. Posa sus ojos en mí y en Esme y de vuelta en mí. Sus labios permanecen cerrados. Tan solo quiero que diga que no es cierto. Quiero que me vea a los ojos y me diga que no tiene idea de qué están hablando.

Quiero que mienta.

Esme me barre con la mirada y cuando me ve a los ojos termina por romperme:

—¿Quién crees que inventó el nombre?

ÓNICE

Fue hace años. Era un niño inmaduro con baja autoestima y quería amigos, quería pertenecer. Puedo admitirlo. Fui una mierda. He sido una mierda. A veces sigo siéndolo, pero eso fue hace años. Hace años entendí que no hay nada más que una a un grupo que un mismo enemigo… o algo así. Malva me pareció fácil de… criticar. Comencé a apodarla «la rara» frente a mis amigos. Empecé a decir que era una acosadora, que no me dejaba en paz. Dije idioteces. Es verdad. Pero en cuanto se salió de control, intenté calmar las aguas, mas ya era demasiado tarde. Las personas empezaron a crear sus propios rumores, mezclando verdades con mentiras… o a veces usando puras verdades. Fue hace años. Nunca pensé que seguirían rondando por la escuela. Mucho menos en el grado de Esme.

—Quiero bajarme. —Malva está llorando.

—La hiciste llorar, idiota. —Siena le da un manotazo en el brazo a Esme—. No llores, Malva. No la escuches.

Violeta observa por la ventana, ignora por completo lo que sucede en el carro.

—Quiero bajarme —insiste Malva— por favor, déjenme bajar.

—Malva, linda, ya casi llegamos —contesta el señor. Mierda. Nada de esto puede ser más incómodo. Sé que debería decir algo, pero no se me ocurre qué diablos podría decir que aminore la gravedad de la situación.

Podría defenderla. Así como lo hice en el café. Podría…

Llegamos al hospital. Antes de que pueda decir algo ya estamos en marcha. El señor padre me ayuda a bajar y lo uso de apoyo mientras voy cojeando a la entrada. Volteo una vez, buscando a Malva y no la encuentro por ninguna parte. Esme, Siena y Alex nos siguen por detrás. Entro al hospital y un enfermero me guía al cuarto de consulta. Al parecer, hoy cuentan con varios pacientes que compitieron por el queso rodante. Adentro, una doctora me explica que probablemente tengo un esguince, pero me harán una radiografía para cerciorarse.

Durante todo el rato mi padre me acompaña. De vez en cuando coloca su mano en mi espalda, inmóvil. El calor de su mano busca sanar algo en mí, pero estoy muy lastimado y no necesito una radiografía para saberlo.

MALVA

No tengo a dónde ir. Estoy lejos de casa y aunque comenzara a caminar, no sabría hacia dónde dirigirme. Ni siquiera sé cómo llegar a mi casa. Usé todo mi dinero para llegar al festival y creí que podría regresar con Ónice. Nada salió como esperaba, mucho menos como quería. Ónice y sus amigos han desaparecido detrás de las puertas automáticas del hospital. Yo he optado por darle la vuelta al edificio y sentarme en la banqueta. Intento explicarme a mí misma lo que ocurrió en la camioneta. Repito la escena una y otra vez mentalmente como si fuera una película, intento ponerle pausa, pero en cuanto termina vuelve a empezar. El cielo en mi mente se nubla y no tarda en llover. Soy lágrimas cayendo en el asfalto donde nada podría crecer.

Me rasco la pintura de las uñas hasta que la voy desprendiendo por completo.

«La rara». Estas palabras se acomodan en mi pecho dolorosamente, en huecos que no les pertenecen, pero se meten a fuerza, lastimándome. Hacen su hogar ahí sin mi consentimiento.

—Oye, rara.

Violeta usa su voz como un clavo en mi espalda. Volteo a verla. Su largo y ondulado cabello se balancea al caminar hacia mí. Se sienta a mi lado, en la banqueta. Se lo permito porque no soy dueña de la banqueta, pero de haberlo sido, llamaría a la polícia y la acusaría de allanamiento.

Permanezco en silencio, porque no tengo palabras que se asomen. Limpio mis lágrimas y me enfoco en quitar la pintura de mis uñas.

—No te las quites, son lindas. —Violeta aparta mis manos en un intento de gentileza. Al menos creo que eso pretende. No tengo idea. ¿Cómo podría saberlo? Al parecer soy una tonta que no se percata de nada.

—No sé si estás siendo cruel o no —murmuro.

—¿Por qué sería cruel?

—Porque no hay forma en el mundo de que creas que mis uñas son lindas.

—Sí son lindas. No las usaría yo, pero sí son lindas.

Bueno, caso resuelto. Puedo descansar mi mente.

Nos mantenemos en silencio un rato y yo no me esfuerzo por buscar temas de conversación. Me siento demasiado cansada como para que me importe si el silencio es incómodo o no. Abandono mis uñas, doblo mis piernas y las abrazo.

—Lo siento, Malva.

—¿Qué? —pregunto, en parte porque no estoy segura de si la escuché bien y en parte porque no sé si realmente lo siente.

—Dije que lo siento —dice esta vez con menos gentileza.

—¿Por qué lo sientes?

—No lo siento por Esmeralda. Lo que hizo estuvo de la mierda y nadie merece eso, ni siquiera tú

—¿Ni siquiera yo? —interrumpo. ¿Qué significa eso? ¿Qué quiere decir?

—Es solo una broma, Malvita.

Malvita.

Recuerdo ese apodo.

Teníamos diez años y ella era mi amiga. Nos contábamos secretos, y hablábamos de quiénes seríamos cuando fuéramos grandes. Éramos amigas. Violeta solía decirme que teníamos nuestro propio grupo aparte de los demás, aparte de los amigos con nombres de crayones. Violeta había descubierto que existía una flor llamada «Malvita», de hecho, descubrió que hay muchas clases de «malvas» que crecen en campos y, por alguna razón, en cementerios. Como ella también tenía una flor por nombre, formamos nuestro propio grupo de amigas donde solo aceptaríamos personas con nombres de flores. Nunca integramos a alguien más, pero el apodo se quedó. Se quedó hasta que dejó de hablarme… o hasta ahora.

—No soy buena identificando cuando «solo es una broma», tu voz es bastante severa.

—Pues tu voz es bastante chillona.

Volteo a verla y entiendo por su sonrisa que, en efecto, «solo es una broma». Las comisuras de mis labios se alzan por poco.

—Lo que decía es que no puedo disculparme por Esme porque no tengo ni puta idea de qué ha sido eso y francamente no me interesa participar en esa clase de… dramas. Pero me disculpo porque he sido cruel contigo.

—Creo que es algo de familia. —Las palabras salen de mi boca antes de pensarlo. Me muerdo el labio inferior como si así pudiera impedir que más palabras salgan sin mi consentimiento. Temo que he sido cruel. Estoy a punto de disculparme cuando Violeta suelta una risilla.

—Eso, Malvita, ataca.

Violeta se acomoda en el asfalto y estira las piernas. Descansa el peso de su cuerpo en las manos y voltea al cielo. Su cabello toca el asfalto, pero no parece importarle. Veo su perfil. Sus cejas son igual de pobladas que las de Ónice, pero ella no tiene hoyuelos al sonreír. Ambos comparten una mandíbula marcada y ojos profundos.

Creo que este es un buen momento para preguntar lo que me ha carcomido todo este tiempo. La misma pregunta que le hice a Ónice hace días, decido hacérsela a ella.

—¿Por qué dejaste de ser mi amiga?

Violeta respira hondo y voltea a verme. Estudia mi rostro con detenimiento. En ningún momento parpadea. Finalmente decide romper la tensión:

—¿La verdad? Me empezó a dar vergüenza ser tu amiga.

Sorprendentemente no me hiere. Creo que lo supe en el momento en que me senté en la banqueta. Como piezas de un rompecabezas que finalmente caen en su lugar. Tiene todo el sentido del mundo que esa sea la razón. Especialmente si soy la causa de burla de quién-sabe-cuántas personas. Cuando le hice la misma pregunta a Ónice, él me dijo que fue algo que pasó, una amistad que simplemente se deshizo como si se tratara de las agujetas de un zapato que no te diste cuenta que estaban deshechas hasta que tropiezas.

Esto tiene más sentido.

No me duele que lo haya dicho Violeta, tan solo me siento… con claridad. Esto era todo lo que quería: entender. Saber el porqué. Siempre creí que había hecho algo malo, algo terriblemente cruel, lo suficiente como para haber alejado a casi todo mi mundo. De alguna forma no estuve tan alejada de la realidad. No fue algo que había hecho, en realidad fue algo que yo era. ¿Pero qué exactamente?

—¿Puedo preguntar por qué? Es decir, ¿qué de mí causa eso?

—Sí puedes, ¿pero segura que quieres saber?

Lo pienso. Lo pienso de verdad. Podría terminar de entenderlo del todo. Darle un inicio y un final a todo este asunto. Podría ser mejor. Podría ser digerible. Aceptable. Querida.

Asiento con la cabeza. Ella me acomoda el cabello detrás de la oreja y por un segundo me siento como *Malvita*. Su amiga.

—No podría hacerte eso. —Niega con la cabeza.

—¿Hacerme qué?

—Lo mismo que todos hacen.

—¿Qué hacen? —Estoy realmente confundida. Quiero respuestas, no más adivinanzas y secretos y cosas que no entiendo.

—Eso. Decir pura mierda. Malva, tienes la fortuna de que creciste en una burbuja, y apenas se reventó, pero no del todo. No seré la que termine de romperla.

Hace una pausa y sigue:

—Si te digo puntualmente qué se dice de ti, entonces eso es justo lo que querrás cambiar. No puedo hacerte eso. Por más chillante y rara que me parezcas, no puedo permitir que Malva desaparezca.

Algo en mí, por un instante, quiere eso. Que Malva desaparezca. De haber sabido que todo este tiempo solo tenía que cambiar un poco y todo sería mejor, lo habría hecho. Lo habría hecho en un parpadeo.

Mi mente juega en mi contra y hace un listado de cosas que quizá le parezcan «raras» a alguien más:

1. Mi ropa no es comprada, es confeccionada por mí y no soy costurera profesional, ni tengo las mejores telas, hago lo que puedo con lo que encuentro porque me gusta.
2. No tengo muchos amigos, aunque no sé si eso sea causa o consecuencia.
3. Me escondo en la biblioteca todo el tiempo.
4. Reconozco que soy torpe para hablar y moverme y existir.

—Por mucho tiempo te tuve demasiada envidia, ¿sabes? —Violeta me saca de mis pensamientos.

—¿Envidia de mí? —No es posible. Violeta no siente envidia de nadie. Violeta es… ¡Violeta es intocable!

—Sí. Siempre parecías despreocupada de lo que otros pensaban o decían. Creí que simplemente eras increíblemente fuerte, pero ya entiendo que simplemente eres increíblemente despistada.

—No siempre. Es decir… no estoy ciega. A veces me doy cuenta de ciertas cosas. Ojos que se quedan por demasiado tiempo en mi cara o cuerpo. Susurros que no logro escuchar. Tan solo… no creí que fueran cosas malas. ¿Por qué lo serían? No le hago daño a nadie.

—Tú no, pero creo que la gente dañada quiere dañar… un poco

como yo. —Suspira y continúa, frunciendo el ceño—: De pronto creces y alguien te dice que lo que te gusta está mal, que eso te hace «raro», y resulta que ese alguien es tu propia mamá y luego quienes creías que eran tus amigos y el mundo entero, así que haces lo posible por reprimir quién eres... por cambiar... por ser como los demás... Entonces un día te desquitas con el mundo por la mierda que sientes, te desquitas con las personas que siempre han tenido la libertad de ser quienes son. Personas como tú.

—No sabía eso de tu mamá. —Coloco una mano en su hombro y ella la aparta rápidamente.

—Lo siento... —se disculpa inmediatamente—, pero no quiero tu lástima.

—No te tengo lástima, Violeta. De hecho creo que te admiro más.

Violeta es quien es y tiene toda una lucha detrás. Le ofrezco la sonrisa más sincera que tengo. Nunca pensé que ella llegaría a sentirse fuera de lugar. Nunca creí que a ella también la hicieron sentir que era «la rara». Mucho menos su propia mamá...

—Perdón si me estoy entrometiendo, pero ¿tu mamá sabe de Esme?

—No, y después de lo que pasó en el carro, no creo que se entere jamás.

La idea de que ellas terminen su relación por lo que sucedió... no puedo evitar sentirme culpable. Como si de alguna forma yo hubiera sido la responsable. Como si mi mera presencia hubiera desatado esto, y de haberme ausentado ellas estarían bien.

—Entonces, Malvita... no eres la única rara en el mundo.

—Supongo que no.

—Entonces ¿me perdonas?

—Te perdono.

Nos sonreímos una a la otra y es como si una venda impidiera que mi corazón se rompiera.

Al menos del todo. No mientras esté aquí, a su lado, sujetándolo.

—¿Entonces ya somos amigas de nuevo?

—Ya veremos.

Esta vez no necesito ver su sonrisa o escuchar su risita para saber que solo está bromeando.

ÓNICE

Cuando salgo, tengo la pierna enyesada y un enfermero me lleva a la camioneta en una silla de ruedas. El sol ya está cerca de tocar la tierra y llena de luz dorada los rostros de Violeta y Malva quienes están sentadas encima del cofre. Se ríen de algo que desconozco. Esme, Alex y Sierra me siguen. El señor padre se ha quedado adentro a pagar. Ha tenido toda una conversación conmigo acerca de pagarme un seguro médico, especialmente si estaremos compitiendo cada año por el queso. Al parecer le ha parecido de lo más increíble que haya ganado, al parecer se siente orgulloso, al parecer quiere que el siguiente año lo volvamos a hacer.

No era la reacción que esperaba. El señor que yo conozco era rencoroso. Era terco. Era impulsivo. Era intenso. Lleno de rabia. Este señor… Es alguien que no conozco. Está tranquilo, se sienta derecho y da las buenas tardes. Dice por favor y gracias, y piensa en conseguirme un seguro médico.

Cuando llegamos a la camioneta, el señor padre corre para ayudarme a subir. Entre el enfermero y él me impulsan al asiento de atrás. No podré doblar la rodilla por un tiempo.

Hemos tenido que acomodarnos de la siguiente forma: Alex y Siena al fondo. Violeta y Esme a mi lado y sosteniendo mi pierna en las de ellas. Malva enfrente, de copiloto y a lado del señor padre.

Vamos a casa.

Estamos todos en completo silencio. Malva se pierde en lo que sea que observa por la ventana. Violeta, quien va en medio, ha cerrado los ojos y descansa su cabeza en el asiento. No quiero saber qué está haciendo Esme. Aún no entiendo qué diablos ha sido todo ese rollo suyo. Ha estado horrible.

Me enfoco en la ventana, más específicamente, en los pájaros sobre los cables. Parecen notas musicales en una partitura. Intento imaginar qué clase de canción sería. Estoy seguro que Malva tendría la respuesta.

—¿Soy el único que se siente incómodo? —pregunta Alex desde la parte de atrás.

—Cállate, Alex —espeta Violeta lentamente, aún con los ojos cerrados.

—Es claro que todos estamos incómodos —le dice Siena—, ni siquiera debería estar aquí… ni siquiera soy parte real del elenco.

—¿Qué elenco? —inquiere Alex.

—Su elenco.

—No hay ningún elenco. Además, si fuéramos algo creo que seríamos más una manada que un elenco —objeta Alex.

—Claro que lo hay, yo aparezco como personaje secundario en el fondo de todas sus fiestas y me saludan cordialmente en la escuela… pero no soy parte de su grupo.

—Claro que lo eres, nos caes a toda madre.

—¿Cuál es mi apellido? —le pregunta Siena amenazadoramente.

Alex permanece callado.

—Quien sea, respondan, ¿cuándo es mi cumpleaños?

Nadie responde. Es verdad. No la conocemos realmente.

—El treinta y uno de julio —dice Malva, apenas audible.

Lo único que pienso es en lo incómodo que ha de ser esto para todos, especialmente para el señor padre que tiene la culpa de muchas cosas pero no de estar encerrado con seis jóvenes en una camioneta. Esto es lo que hay: Mi ex quien me engañó con mi hermana; mi hermana que es novia de mi ex; su novia que le dijo a Malva lo mierda que he sido; Malva quien es la que me gusta; Siena quien se empeña en hacer las cosas todavía más incómodas; Alex que… es Alex.

—¿Ven? No soy parte de su elenco. No soy su amiga realmente.

—Si te hace sentir mejor, Malva tampoco lo es en realidad.

—¡ALEX! —gritamos Violeta y yo al unísono.

Un silencio nos envuelve y nos sofoca. En algún momento el señor padre le subió el volumen al radio y ahogó el silencio por completo. Nadie vuelve a hablar durante el resto del viaje.

Cuando llegamos, pienso que esta es la primera vez en demasiados años que el señor padre vuelve a la casa.

Ayudarme a bajar de la camioneta es incluso más incómodo que la subida.

—Aún tenemos las muletas de papá en el garaje, voy por ellas. —Violeta desaparece dentro de la casa y Esme va detrás de ella con el queso bajo el brazo. Yo me quedo sosteniéndome de los hombros del señor padre. Somos casi de la misma estatura. La última vez que lo vi le llegaba al ombligo. Ahora tiene la panza más llena y los hombros más anchos. El atuendo de la competencia le queda incómodamente pegado.

—No puedo creer lo que has crecido, eres casi tan alto como yo —me dice, probablemente pensando lo mismo que yo.

Aprovecho que Alex y Siena hablan por su parte y que Malva sigue dentro de la camioneta, para decir lo que he querido decir todo este tiempo.

—Si, supongo que no estabas aquí para verlo. —Le sostengo la mirada. Quiero que sepa que aún estoy enojado. Que ni piense que puede llegar y conversar como si nada hubiera pasado. El señor padre asiente con la cabeza, en resignación. Violeta aparece con las muletas y me ayuda a apoyarme en ellas.

MALVA

No puedo salir. El carro de mi padre está estacionado en la entrada de mi casa. Si entro por la puerta, se dará cuenta de que no estaba y la huelga se habrá arruinado. Tengo posturas bastante firmes que mantener, no puedo permitir que me vea. Me quedo en la camioneta y analizo mis opciones. Podría quedarme para siempre dentro de ella. Podría esconderme en el último asiento y sobrevivir de alguna forma. Podría comer la tela de los sillones. Me veo perfectamente capaz. El detalle es que, eventualmente, el papá de Ónice tendría que irse de este estacionamiento… de esta ciudad. Eso me deja con una sola opción. La escalera y la ventana. Doy un respiro profundo y acomodo las emociones en mi pecho. Me armo de valor y abro la puerta de la camioneta. Me mantengo agachada y le hago señas a Violeta. Ella se acerca.

—¿Qué estás haciendo? —susurra y se agacha a mi altura.

—Me estoy escondiendo… ¿crees que pueda pasar a tu casa?

—Pues sí, obvio —dice en su voz normal y se incorpora.

Me ahorro la explicación de que en realidad para mí no es obvio, pero su respuesta se siente bien y llena un hueco que no sabía que tenía.

Corro, aún agachada, a la entrada de la casa y paso al lado de Ónice y los demás. Batallo para abrir la puerta. Mis dedos se sienten torpes. Unos nervios que no habría podido anticipar recorren mis manos y llegan a los hombros y de los hombros a la cabeza.

Cuando entro, veo a Esme sentada en el sillón con el queso en sus piernas. La puerta se cierra detrás de mí.

Esme me observa con detenimiento. No debería sentirme intimidada por ella, pero estoy segura de que sabe que puede destrozarme más si así lo deseara. Cruzo imaginariamente los dedos, deseando que no quiera hacerlo. Me quedo inmóvil. Paso de observarla a ella a observar el suelo.

Los nervios circulan por la punta de mis dedos.

Los nervios jalan mis dedos hasta que me llegan a los labios.

Los nervios empiezan a pellizcar mis labios hasta que encuentran un trozo de piel.

Los nervios lo arrancan.

Los nervios no conocen de dolor porque siguen.

¿Cuánto tiempo puede alguien ver a otra persona hasta que se aburra? Me quedo ahí como si quisiera averiguarlo.

—Lo siento por lo del carro. —Esme rompe el silencio. Sus ojos son severos, fríos. Aunque piense que es una persona fea por dentro debo admitir que es bella por fuera. Eso solo me intimida más. Si creyera en odiar a las personas, ella estaría en el primer lugar de mi lista. No sé quién sería el segundo. Tal vez el profesor que se burló de mí por llorar en clase, o la profesora que me regañó en clase por esa misma razón.

Tal vez yo también debería estar en esa lista, ¿por qué tengo que llorar tanto?

Me doy unos golpes imaginarios en la cabeza.

—No sé por qué dije lo que dije, es solo que hoy en el café y luego en el carro… volví a sentir cosas que ya había superado, o al menos eso pensaba.

—¿Hoy en el café?

—¿No te lo contó? Nos vimos hoy en un café para hablar de nosotros.

No sabía que había un «nosotros» entre ellos.

No importa ya. Todo lo que creía saber de Ónice es falso.

El momento incómodo se rompe cuando Violeta abre la puerta. Ónice coloca las muletas en la entrada y yo me aparto para que él pueda balancearse adentro. Entran Alex, Siena, Violeta y, finalmente, el papá de Ónice. Me desapego un momento de mis propios pensamientos y me detengo para ver a Violeta. Se tensa un poco, lo suficiente para notarlo. No ha de ser fácil tener a su papá de vuelta en la casa. Me rehúso a ver a Ónice. Me rehúso a verlo jamás. Cuando acomodé los pensamientos en mi mente y las emociones en mi pecho, Ónice cayó en un hueco que él mismo cavó. Quiero enterrarlo. Quiero que desaparezca. Mi opinión sobre él se había basado en el amigo que alguna vez tuve. En un recuerdo que ya no existe. Una persona que no existe.

Quizá me tenía lástima, quizá se sentía culpable, quizá estaba aburrido. No lo sé. Pero Ónice no ha sido nada más que cruel y mentiroso y… lo que sea que sentí no fue más que el resultado de un esfuerzo inútil de limpiar su conciencia.

La facilidad con la que he perdonado a Violeta está directamente relacionada con su capacidad de verme a la cara y ser honesta, y, sobre todo, de disculparse. Su disculpa fue honesta. Además, ella nunca pretendió ser amable conmigo. Ella era ella, sin disculpas. No puedo decir lo mismo de Ónice. Todos estos días creyendo que Ónice quería ser mi amigo, que el Ónice que había conocido había vuelto, tan solo era él mintiéndome en la cara cuando todo este tiempo para él solo fui «la rara».

Caí por él y su acto, pero el telón ya bajó, y no hay aplausos.

—Me gustaría acceder a mi habitación… a través de tu ventana. —No miro a Ónice, pero me consta que él sabe que me dirijo a él. Mi vista sigue clavada en el piso y moverla de lugar dolería demasiado.

Ónice le indica a Alex dónde está la escalera y Alex va por ella.

—¿Puedo subir? —Esta vez me dirijo a Violeta.

—No tienes que pedir permiso, tonta —suena irritada, pero de una forma juguetona. Al menos, así es como lo tomo.

Yo asiento y me dirijo a las escaleras. Conozco esta casa como si se tratara de la mía. Al subir las escaleras noto lo más significativo que ha cambiado. La pared que alguna vez estuvo repleta de fotografías en familia, ahora se encuentra con espacios vacíos. Tan solo quedan unas cinco fotos restantes. Hay una de Ónice en bicicleta. Una fotografía de Violeta, que trae un vestido de princesa y una cara de odio. Me detengo unos segundos para buscar una foto en particular. Cuando la encuentro, mis ojos se ponen vidriosos. Una fotografía de dos niños que se querían mucho cuelga en la pared. Está llena de polvo. Limpio el vidrio y me despido de la cara de Ónice. Él ya no está. Yo tampoco, en realidad.

Llego a la puerta de su habitación. Él no está para darme permiso de entrar. Violeta dijo que no tengo que pedir permiso, pero se siente demasiado invasivo. Espero a que Alex llegue con la escalera para entrar después de él.

Yo abro la ventana y la noche nos saluda.

Alex y yo colocamos la escalera en la ventana.

—Oye, espero que sepas que no creo que seas tan rara como dicen —dice mientras empujamos la escalera por la ventana hasta que se posa en la mía.

—Gracias, Alex —digo sin ánimo.

—Salvo por el hecho que prefieres entrar a tu cuarto por medio de una ventana y una escalera, me pareces bastante ordinaria.

Me río desganada. Por alguna razón ese cumplido tampoco suena del todo agradable.

—Bueno Malva, Malvavisco, Malvvvvvv…ada, Malvada, adiós. Espero que este día nunca se repita.

De haber tenido los ánimos le hubiera dicho que yo también espero lo mismo. Lo hubiera nombrado Alex, Alexitimia, Alexandría… ¿Par*alex*ia? Pero soy una flor que se cierra mientras cae la noche. Alex me deja sola en la habitación y mi curiosidad me lleva a observarla. Las paredes son completamente negras cuando alguna vez fueron blancas. Su papá solía tomarle la altura y marcarla en una pared. Ya no recuerdo cuál. Evoco la imagen de unas flores pintadas con crayones en la esquina de una pared. Mi intriga me lleva a buscarlas y me arrepiento en cuanto entiendo que están debajo de todo este negro infinito.

Su escritorio está lleno de aviones de papel con estrellas doradas y el corazón se me estruja al verlos. Sopeso la posibilidad de tirarlos, de deshacerme de ellos. Intento verlos con los ojos de Ónice y termino concluyendo que lo más probable es que ni siquiera le importen. Posiblemente él mismo se deshará de ellos de la misma forma que lo hizo con mis flores. De la misma forma que hizo conmigo hace tantos años.

Me monto en la escalera y empiezo a gatear. Sorprendentemente esto no es lo peor que ha sucedido hoy. Llego a mi habitación y finalmente me siento abrazada. Los cuadros de pinturas en mi pared, las estrellas que cuelgan de mi techo, la alfombra peluda y azul que asemeja un océano espumoso, mis retazos de tela en el suelo, mis paredes rosas, todo esto me abraza. Este es mi mundo, aquí pertenezco. Aquí estoy segura. Me detengo frente al espejo largo de marco grueso y dorado y me observo. Esta tarde, antes de salir, me había probado cuatro vestidos diferentes. Al final opté por el vestido que había hecho hace poco, el de diferentes patrones y colores. Hoy se había sentido lo suficientemente especial para usarlo y ahora está arruinado. Llené mi cabello con pasadores de colores. Quería verme linda. Esa es la tonta verdad. Puedo sentirme marchitándome por dentro. Supongo que no solo las flores lo hacen.

Me despido de mi reflejo y me acerco a la ventana. Tomo mi lado de la escalera y la empujo con todas mis fuerzas hasta que queda casi completamente adentro, con apenas un pedazo fuera de la ventana. Apenas para que no se caiga.

Me dirijo al buró donde guardo mi celular y lo tomo. No le encuentro lo divertido al aparato, así que nunca lo uso. Se trata de uno de esos celulares que tienes que abrir por la mitad para usarlo. Lo tengo únicamente para emergencias y considero que esta es una. Busco el contacto de Violeta y le pido a aquel que está en el cielo que por favor no haya cambiado su número en todos estos años.

Mando un mensaje y lo vuelvo a colocar dentro del buró.

Decido cerrar mi ventana. Decido cerrar mi cortina.

Ahí, abrazada por mi habitación y todas las cosas que amo y me aman de vuelta, me permito llorar como una niña.

ÓNICE

Alex y Siena me ayudan a subir a mi habitación. Ha sido toda una aventura averiguar cómo subir las escaleras con un par de muletas. Alex ha tenido que quedarse atrás mío, listo para cacharme en caso de caerme. Lo primero que veo es la escalera que está tirada en el suelo y sobresale apenas por la ventana. Alex me ayuda a moverla, dejándola en alguna parte del pasillo.

La ventana de Malva está cerrada.

Siento demasiadas cosas y no sé cómo ponerlas en orden.

El señor padre. Malva. Esme. Mi pierna. El queso. Demasiadas cosas han sucedido hoy, pero mi preocupación inmediata es averiguar cómo voy a bañarme. Me echo en la cama con todo y mi suciedad. La doctora me ha dado instrucciones de mantener mi pierna en alto, así que Alex toma una de las almohadas y la coloca debajo de mi pierna sin que tenga que pedírselo. Siena toma asiento en la silla del escritorio e inspecciona los aviones de papel.

—¿Qué es esto? —pregunta sosteniendo uno de los aviones.

—No es nada. —No encuentro la energía para explicarle.

Ella lanza uno de los aviones que aterriza en la cama.

—Ónice, sé que no es un buen momento para decir esto, pero Alex me contó lo que ocurrió en clase el viernes y…

—Espera, ¿qué se supone que pasó el viernes? —la interrumpo tajantemente.

—Le conté a Siena que no dejabas de babear por ella en clase.

—¿Y por qué harías eso?

—Porque soy tu *wingman*, tu cupido, soy…

—Un idiota. —Me imagino a mí mismo tomando otra almohada y lanzándola justo en el centro de su cara, pero mis extremidades no responden. Estoy demasiado cansado de hoy, de esta conversación, de todo y de todos. Tan solo los observo, sin expresión alguna.

—Sí… solo quiero decirte que no siento lo mismo. Es decir, supongo que podría llegar a sentirlo, siempre me pareciste guapo, pero no recuerdo la última vez que realmente sentí que éramos amigos. Así que me gustaría empezar por ahí. Con nosotros siendo amigos y después vemos a dónde nos lleva, ¿qué dices? Creo que soy la clase de persona que necesita conectar con alguien primero para realmente sentir algo, ¿me explico? Por eso fui a la carrera, quería decírtelo de frente y… empezar esta amistad… o al menos esta amistad más cercana.

Wow.

Estoy estupefacto.

Alex sonríe y nos observa como si su plan hubiera funcionado. Me arquea las cejas.

—No me gustas, Siena.

—¿Qué?

—No me gustas.

—Oh, por Dios, Ónice. —Su rostro, antes pálido, ahora está cubierto de rojo. Se lleva las dos manos a la cabeza— ¿Por qué me dejaste decir todo eso? ¿Por qué no me interrumpiste antes?

—Quería ver hasta dónde llegabas.

—Oh, por Dios, oh, por Dios. —Se cubre el rostro con las manos.

—Chicos, estoy muy incómodo… de nuevo —declara Alex.

—¡¿Tú estás incómodo?! ¿CÓMO CREES QUE ME SIENTO YO? —Siena toma uno de los aviones, lo hace bolita y se lo arroja en su cara de idiota.

—¡Ey! No hagas eso —Esta vez la reacción me sale sin esfuerzo—. No los arrugues, son importantes.

Ambos me observan como si no entendieran lo que les estoy diciendo. Intercambian miradas y en cuestión de segundos abren mucho los ojos.

—¡Malva! —exclama Alex.

—Malva te gusta. —Siena me señala con un dedo.

Yo volteo los ojos.

No tengo problema en admitir que alguien me gusta. Me parece una ñoñería pretender que se trata de algo monumental. Ni siquiera sé si me gusta. Es decir, en cuestión de poco tiempo Malva se convirtió de una persona insoportable a una persona agradable, a una persona que quisiera besar, a una persona que quiero ver feliz, a una persona que… ¿me gusta?

Alex toma el avión arrugado de la cama y continúa:

—Los aviones son de Malva y…

—Y el asiento que veías era el de Malva. —Siena termina la oración de Alex.

Parecen entenderse sin siquiera intentarlo.

—Mírense pensando igual, quizá ustedes deberían gustarse.

—Ew —dice Siena arrugando la cara. Su expresión es como si hubiera olido mierda.

—¿Ew? —se indigna Alex—, debes saber que captar mi atención es un honor, y ni hablar de gustarme.

Siena finge unas arcadas, pretendiendo vomitar.

Alex y Siena intercambian una conversación de la que decido no ser parte. Mientras tanto, tomo la hoja arrugada y la extiendo con la intención de volver a armar el avión. Al tener la hoja extendida me doy cuenta que hay una carta dentro:

~~Mi~~ Querido Ónice:

Este es el segundo avión que te mando. Mientras escribo esto pienso en todas las cosas que podría lanzarte a través de mi ventana. Hasta ahora esto es lo que llevo:

1. Sopas instantáneas
2. Aviones de papel
3. Rocas
4. Crayones
5. Buenos deseos
6. Miradas

Te invito a ayudarme con esta lista cuando tengas la oportunidad.

Es muy probable que no sepas que existen estas cartas dentro de cada avión. Es muy probable que nunca las leas. No me molesta, las escribo más para mí que para ti. Hay cosas que no me gusta guardar en mi pecho porque aprietan demasiado. Por ejemplo, lo que siento por ti. ¡No te asustes! No es nada extraño. Tan solo siento que finalmente tengo a mi amigo de vuelta. Hablar contigo estos días... no sabes cuánto me has ayudado. Cuando hablo contigo, el resto de mi casa desaparece y con ella todos los problemas. Así que gracias por hablarme. Es todo lo que he querido por años. Creo que siempre te he querido por años.

Con ~~amor~~ cariño,

Malva

Cuando termino de leer, Siena y Alex me miran, expectantes.

—¿Entonces? —preguntan al unísono e intercambian miradas frustradas.

—¿Entonces qué?

—¿Te gusta o no? —insiste Siena.

—¿Qué si sí?

—¿Te gusta Malva? —La voz de Violeta nos hace voltear a todos. Su espalda se encuentra apoyada en el marco de mi puerta. No tengo idea de cuánto tiempo lleva ahí. Supongo que lo suficiente para escuchar que hay una gran posibilidad de que Malva me guste.

—Totalmente le gusta —confirma Alex.

—Creí que te gustaba Siena. —Violeta entra y se sienta en el marco de mi ventana.

—¿Se lo contaste a Violeta también? —pregunto.

—Ónice, hasta a Malva se lo he contado —dice Alex dándose cuenta de lo que ha hecho.

—¿Por qué harías eso? —exploto—. Eres el idiota más idiota de todos los idiotas. —Me llevo la mano a la cabeza y paso los dedos por mi cabello. Un pedazo de pasto cae en mis piernas. Quién sabe qué flora y fauna se encuentre en mi cabello—. Por eso estaba rara.

—En realidad, creo que estaba rara porque descubrió que ella era «la rara» —interviene Siena.

—Y porque ahora sabe que fue Ónice quién empezó con ese apodo —agrega Alex.

—Y porque sabe que te encontraste con Esme en un café para hablar de «ustedes» —añade Violeta con una mirada acusadora. Hay muchas cosas que dan miedo, pero nada se compara con mi hermana enojada.

—¿Qué? —Alex y Siena vuelven a decir lo mismo al mismo tiempo. Se ven con irritación.

—¡Deja de hacer eso! —le grita Siena.

—¡No lo hago a propósito! —protesta Alex, hablando demasiado alto y escupiendo un poco al hablar.

—Regresemos al tema. Violeta… —pienso bien mis palabras—, no vi a Esme para hablar de nosotros, la vi porque quería un cierre, y a decir verdad creo que me lo merecía.

Violeta vuelve su rostro a la ventana y observa la noche oscura. Lo único que nos ilumina es la cálida luz de mi lámpara.

—Como sea. Terminé con Esme.

Todos guardamos silencio. Nadie se atreve a decir una palabra. Hoy se han dicho muchas imprudencias, no podemos darnos el lujo de otra.

Siena se levanta de su silla y se acerca a Violeta. No dice nada, tan solo la observa con gentileza. Su rostro es una invitación suficiente para que hable si así lo desea.

—No me contó que iban a verse y eso no me sienta bien.

—Claro, si no tenía nada de malo te lo hubiera dicho. Es como si lo hubiera ocultado por algo, porque sabe que algo no estaba bien —coincide Siena.

—Violeta, te juro que solo hablamos, incluso le conté de Malva.

—Creo que ella sabía que no estaba bien porque todavía siente cosas por ti.

—¿Te lo ha dicho?

—No hacía falta. Todo ese rollo con Malva… claramente fueron celos, y ¿por qué otra razón sentiría celos sino porque todavía siente cosas por ti?

Siena asiente con la cabeza y nos observa como si se tratara de una obviedad.

La idea de Esme aún sintiendo cosas por mí, me revuelve el estómago. Trago saliva para hundir el sentimiento. Esme no solo terminó lastimándome a mí, sino también a mi hermana.

—Lo siento, Vi… creo que esto significa que estamos a mano —le digo con un poco de humor. Si tuviera ambas piernas completamente sanas ya estaría cerca de ella para ofrecerle un abrazo. Ella lo rechazaría y me soltaría un golpe en el estómago solo por jugar. Entonces sabría que está bien. Que estamos bien.

—Le dije a papá que puede pasar la noche en el sofá. —Violeta cambia el tema.

—¿Su mamá sabe eso? A Vero no le va agradar esto. —Alex desaprueba con la cabeza.

—¿Llamas Vero a mi mamá? —pregunta Violeta con perplejidad.

—A veces, aunque la tengo agregada en mi celular como «Verito».

—¿Por qué tienes el número…? —no termino la oración, sacudo la cabeza y decido regresar al tema anterior. Ahora me dirijo a Violeta—: como sea, ¿le preguntaste a mamá?

—No, pero no tiene por qué enterarse.

«¿Si no tiene nada de malo, por qué no le podemos decir?».

Me ahorro lo que realmente pienso. No llegaría a ningún lado y todos la hemos pasado lo suficientemente mal el día de hoy. Toca descansar.

Además no hay mucho que pueda hacer. Mi hermana decidió por ambos y ahora el señor padre dormirá en esta casa como si nada. No puedo bajar y exigirle que se vaya de la casa como decidió hace tanto. Una parte de mí quiere hacerlo, otra, esa que está exhausta de todo, permite que el señor se quede. Ojalá el sofá le dé dolor de espalda.

—¿Te acompaño caminando a tu casa? —Alex le ofrece a Siena.

—¿Por qué querría algo así? —pregunta disgustada.

—Porque hay gente demente allá afuera.

—Es verdad, en esta calle matan —apoya Violeta.

Siena me lanza una mirada. Yo asiento lentamente con la cabeza. Conozco a Alex, sé lo que pretende. Lo más probable es que ya se haya dado cuenta de que tiene más química con Siena que con cualquier otra persona, incluyendo el-amor-de-su-vida-Melanie. Estoy seguro que acompañarla a casa por los posibles peligros que existen en esta calle es su excusa perfecta para que sigan hablando. Alex sabe perfectamente que lo más peligroso que podría ocurrirles sería encontrarse con el gato naranja y que este tenga hambre. El gato tiene una curiosa manía de pedir comida mordiendo los tobillos de los civiles.

La cosa es que estoy seguro que Siena también lo sabe. Ella venía por estos rumbos todo el tiempo, su casa está a tan solo diez minutos de aquí y nuestra niñez consistía en andar por estas calles.

—De acuerdo, pero debes caminar por el lado del arroyo.

—¿Para que me empujes cuando pase un carro? No lo creo.

Siena pone los ojos en blanco y ambos terminan por despedirse de nosotros. Cuando se van el cuarto se queda en silencio. Violeta sigue sentada en el marco, viendo por la ventana. Probablemente los vea caminar hasta que desaparezcan de su campo de visión.

—Malva está herida, Ónice, lo sabes, ¿no?

—Sí. —Hoy hay muchas heridas en muchas partes.

—Qué día tan mierda.

ÓNICE

Me despierta el olor. Un aroma dulce inunda mis sentidos y es hasta ahora que me doy cuenta del hambre que tengo. No recuerdo la última comida que tuve. Creo que lo último que ingerí fue el café cuando vi a Esme. El mero pensamiento de su existencia me enoja. Me enoja por lo que me hizo a mí, lo que le hizo a Violeta, y lo que le hizo a Malva.

Estoy acomodándome en la cama cuando escucho el toque en la puerta.

—¿Adelante? —Me limpio las lagañas de los ojos y me peino el cabello. No tengo que verme en un espejo para saber que no lo he hecho correctamente.

—Buenos días. —El señor padre entra con un plato lleno de *pancakes* cubiertos de miel—. Preparé el desayuno. Creo que es mejor que no bajes y hagas todo el reposo posible.

Se sienta en el borde de la cama y me ofrece el plato. Yo lo tomo porque hoy tengo hambre. Más de la que he sentido en un tiempo. Tomo el tenedor y me atasco.

—Gracias —digo con la boca llena de pan y miel.

—No hay nada que agradecer. —Coloca su mano en mi pierna buena y me da una palmada firme.

Paro de comer y me quedo ahí, contemplando su mano.

—¿Por qué actúas como si te importara?

No tengo idea de dónde he sacado estas fuerzas repentinas para discutir, pero sospecho que la comida y un buen sueño tienen mucho que ver.

—Me importas, Ónice, no es ningún acto.

—Eso es mentira.

—Contrario a lo que tú crees, te amo. Eres mi hijo. Siempre serás mi hijo.

—¿Ah, sí? Porque tú dejaste de ser mi papá hace mucho tiempo.

El señor coloca los codos en sus rodillas y se pasa una mano por el cabello. Se rasca la nuca. Es ese detalle minúsculo que hace que mi corazón flaquee por un momento. Tan solo un momento. Es pequeño, pero existe. Me recuerda que hay algo de él en mí.

—Sé que crees que puedes venir, y pretender que te importo, y hacerme el desayuno, y pagar el hospital, y ser amable conmigo, pero sé en el fondo que no lo haces por mí. Lo haces por ti. Porque sientes culpa y quieres proteger tu propia conciencia. Lo sé. Yo lo sé.

El señor padre niega con la cabeza, se pone de pie y se dirige a la puerta. Se detiene y de espaldas me dice:

—No sabes nada de mí, hijo.

—¿Y de quién es la culpa?

El señor cierra mi puerta y me deja en mi habitación con un desayuno que ya no tengo ganas de terminar. Lo aparto y lo coloco en el buró al lado de mi cama.

Me hundo en la sábanas y reprimo mis ganas de gritar. Quiero salir corriendo de aquí. Darle cien vueltas a toda la cuadra y colapsar en el asfalto.

Me vale cien gramos de comino que el señor sienta que tiene una cuenta que saldar, un daño que compensar. Ese es su problema. No mío.

Intento volver a dormir, en serio lo hago, pero mis pensamientos amenazan con robarme cualquier indicio de tranquilidad.

Repito mentalmente lo que le he dicho: «Sé en el fondo que no lo haces por mí. Lo haces por ti. Porque sientes culpa y quieres proteger tu propia conciencia. Lo sé. Yo lo sé».

De pronto caigo en cuenta de una verdad que termina de fracturarme por completo. Hay más de mi padre en mí de lo que pensaba. Le pregunté a mi padre: «¿Y de quién es la culpa?». Estas palabras fueron de alguien más primero. Malva me hizo la misma pregunta, en un contexto tan diferente, y aun así tan irónicamente similar.

La culpa me saluda de inmediato y la rasco. Soy un hipócrita. Mi padre es un hipócrita, pero yo también lo soy. Mi padre me hirió, pero yo también he herido. Sí, me parezco más a él de lo que pensaba. De lo que quería.

Nos hieren y herimos. Tal vez ese sea el resumen de nuestra vida en la Tierra.

Tal vez no somos más que una cadena de heridas que no saben que otra cosa hacer porque es todo lo que hemos conocido.

Me doy cuenta de que aún llevo puesto el chaleco. El de las catarinas improvisadas con pedazos de telas mixtas y distintos tonos de rojo. Me lo quito despacio, como si tuviera miedo de estropearlo, pero está tan cubierto de tierra que me temo que ya ha sido estropeado.

Hoy es lunes, eso significa ponerme el uniforme e ir a la escuela. Sin embargo, la doctora ha dicho que debo descansar.

Decido que el día de hoy consistirá en descubrir cómo bañarme, y así terminar de quitarme cualquier trozo de ayer que quede aún impregnado en mí.

MALVA

La luz entra por las aberturas de mis cortinas y crean líneas de luz por toda mi habitación. Nunca había tenido la necesidad, o bien, el deseo de cerrar mi ventana, mucho menos mis cortinas. Iba completamente en contra de mi sistema de creencias. Una ventana cerrada era impedirle al mundo que me sorprendiera. Creo que he tenido suficientes sorpresas.

Siento mis ojos hinchados y pesados. He dormido, pero no he descansado. ¿Cómo podría?

Me dispongo a abrir el mini refrigerador y caigo en cuenta de que no tengo comida. Mi garrafón de agua, cubierto de calcomanías, está prácticamente vacío. Tengo lo suficiente para hoy, pero no para mañana. El recuerdo de Ónice yendo a la tienda por mí, comprando más de lo que le pedí, hace que me duela el corazón. Ónice no solo me hizo creer que era mi amigo, me hizo pensar que podría gustarle. ¿O no? ¿Me lo he imaginado todo?

Hago estas preguntas en mi cabeza cuando escucho el familiar toque en mi puerta. Me acerco a hurtadillas al mueble que he puesto para bloquear la entrada, de forma que pueda escuchar mejor. Me siento encima y espero a que hable.

—Malva, sé que estás escuchándome… pero yo no te he escuchado en días. Tan solo escucho tu música, tu máquina, y eso es todo lo que tengo para saber que estás bien. Necesito saber si estás bien… ¿tú no necesitas saber si yo estoy bien?

Claro que sí.

No es mi intención llorar, pero lo hago. El llanto sale de mí como si fuera un río que nunca ha dejado de fluir. Me tapo la boca con la mano y ahogo el sonido del sollozo. Quiero a mi mamá. Necesito a mi mami. Ella me abrazaría y me diría que todo está bien. Ella tomaría todo lo roto en mí y sabría perfectamente cómo ponerlo de vuelta en su lugar. Usaría curitas para pegarme de nuevo. De esas con diseños tontos que te sacan sonrisas. Mientras lo hace, yo le contaría todo, porque eso es lo que hacemos siempre. Nos contamos todo. Ella me ayudaría a elaborar un plan para lanzar huevos crudos a la casa de Esme y me ofrecería colocar tablas de madera en mi ventana para que nunca tenga que ver a Ónice otra vez en mi vida. Pero no puedo. ¿Cuál habrá sido el punto de todo esto si salgo ahora? Soy una montaña que no se mueve, tan solo se alza y tapa todo a su paso.

Mi silencio debe ser huelga suficiente para que entre en razón. Para que quiera arreglar las cosas. Ahogo el llanto hasta que recuerdo algo. Algo que me es familiar. Sé que puedo llorar tanto que no les quede opción alguna más que parar.

Descubro mi boca y me dejo llorar. No me esfuerzo en calmarme, o en guardar silencio. Saco todo el dolor que llevo guardado. Saco el dolor de ayer, saco el dolor de cada pelea que he presenciado entre ellos, saco el dolor que he estado evitando, saco el dolor de una familia que no puede romperse, saco el dolor de la posibilidad de que nada sea igual.

—Malva… —Mi mamá se quiebra también. Ahora somos dos almas que duelen y lo único que quieren es consolarse mutuamente, pero no pueden. No pueden y soy yo quien no lo permite. Coloco la mano en la puerta, esperando que de alguna forma me sienta.

ÓNICE

Medito sobre el número tres. Han pasado tres días. El señor pasa tres veces a mi habitación. Las tres para dejarme comida. A veces la acepto, otras veces la dejo en el buró. Cuando entra toma el plato anterior, vacío o no, y deja el nuevo en su lugar. No intercambiamos palabras.

Él nunca cocinaba. Ahora lo hace.

Cuando llega la noche, mi padre entra con dos platos de spaghetti. Deja uno para mí y el otro se lo lleva al escritorio, se sienta y empieza a comer.

—¿Qué estás haciendo?

—Estoy cenando con mi hijo, ¿tú qué estás haciendo?

Sé que hay humor en su voz, pero eso no impide que me irrite. Él nota mi expresión y deja el tenedor en el plato. Se vuelve a acomodar en la silla del escritorio y se sienta firme.

—Vamos, dilo.

—¿Qué?

—Saca todo lo que quieras decirme. —Extiende las manos, abierto para recibir lo que sea.

—No tengo nada que decirte. —Me cruzo de brazos.

—Claro que sí, así que sácalo.

—No.

—Vamos, hazlo.

—Dije que no.

—Es una orden —demanda formando un puño con la mano.

Pongo cara de incredulidad. No puedo creer lo que acabo de escuchar. ¿Una orden? Debe estar bromeando.

—¿Quién crees que eres? No tienes ninguna autoridad para ordenarme a hacer ni mierda. Ese poder se fue contigo el día que te fuiste. No te debo obediencia ni respeto si no quiero porque tú no eres mi papá. Tú me lo arrebataste. Te lo llevaste a quién sabe dónde y me dejaste solo. —Una lágrima cae por mi mejilla sin mi autorización—. ¿Sabes quién me enseñó a rasurarme? ¿Sabes quién me enseñó a manejar? ¿Sabes quién ha celebrado cada uno de mis cumpleaños? ¿Quién ha asistido a cada una de mis graduaciones? ¿Sabes quién? Mi mamá. ¿Te acuerdas de ella?

Mi corazón se quiebra mientras hablo, pero no puedo parar. No puedo detenerme. La caja de Pandora se ha abierto y no hay nadie que la cierre.

—Mi mamá ha sido más papá que tú alguna vez lo serás en tu vida. ¿Y sabes qué es lo peor? Que todo este tiempo, siempre quise un papá. Siempre tuve la estúpida esperanza de que tú… que tú volverías. Que volverías por mí. Si no era por mamá, si no era por Violeta, entonces lo harías por mí. Nunca lo hiciste y ahora es demasiado tarde.

Ahora lloro como un niño. Como un niño que observa cómo su padre toma sus cosas y las pone en maletas. Como un niño que observa cómo las sube al carro, como se zafa de la mano de su hermana que le pide a su padre que no se vaya. Como un niño que acaba de ver el carro viejo de su padre dar la vuelta a la cuadra y desaparecer para siempre.

Como un niño que tuvo que limpiarse las lágrimas para ir abrazar a su madre que lloraba más que él.

—Los primeros años después de que te fuiste, te estuve esperando. Esperé una llamada, un mensaje y nunca llegó nada. Cuando me buscaste, ya era demasiado tarde. Siempre llegas demasiado tarde. Yo… Yo… te odio. Te detesto.

Mi papá se levanta y se acuesta a mi lado. Me toma en sus brazos y yo intento zafarme.

—Te odio. Te odio…Te… —forcejeo, pero él es más fuerte que yo y mantiene firme su abrazo—, te odio… —digo, aunque sé que es mentira. Lo sé y él lo sabe porque me sujeta más fuerte.

—Llora… está bien… estás bien… —Mi papá toma mi cabeza con su mano y la acaricia suavemente. De pronto tengo seis años y me he caído de la bicicleta y ahí está mi papá para consolarme. Me toma en sus brazos y acaricia mi cabeza de la misma forma que lo hace ahora. Soy un niño. Tan solo soy un niño.

—Yo solo quería… quería a mi papá. ¿Por qué me quitaste a mi papá?

—Perdóname, Ónice. Perdóname, por favor.

Es una experiencia bastante extraña ver a tu padre llorar… Así, entre lágrimas y disculpas, se ve tan débil. Tan pequeño. Tan… humano. Me convertí en experto en ocultar lo que siento, en disfrazar las cosas.

Este enojo que tengo, es solo un amor abandonado.

Entiendo que es lo más humano dejarnos ir, pero tal vez nunca lo haya hecho. No realmente. Incluso después de todo, aún quiero un papá. Quiero a mi papá. Lo quiero de vuelta. Y él se disculpa como si quisiera a su hijo también. Como si lo quisiera de vuelta. Es como si verdaderamente nunca nos hubiéramos dejado. No del todo.

Ambos lloramos hasta que nos quedamos dormidos. Soy un niño en los brazos de papá.

Cuando amanece, yo sigo en sus brazos. Creo que hay algunas palomas en el techo porque no dejan de gorjear. Dejo que me arrullen y vuelvo a quedarme dormido.

MALVA

Creo que entiendo a la señora Tiana. No la conozco. Al menos no personalmente, pero creo entenderla de la misma forma que entiendo por qué el sol se cansa cada vez que se levanta, o por qué las flores se marchitan cuando las arrancan. La señora no abre sus cortinas y yo creía que era porque ahí adentro no había amor. Veo lo equivocada que estuve. La señora Tiana está llena de amor, tan solo no tiene muchos lugares dónde depositarlo. Tiene a su gato, al que fielmente le deja comida y caricias. Tiene su bata roja que usa todos los días. Me imagino que has de tener mucho amor si encuentras excusas pequeñas para demostrarlo. Me imagino que el amor que tienes se guarda mejor en tu casa. Se guarda mejor si no sales. Me imagino que hay menos probabilidades de que te lastimen por ese amor que das.

Estos son los pensamientos que tengo mientras intento no sentir la huelga personal que tiene mi estómago. Exige comida, pero no me queda de dónde sacarla. He sobrevivido tres días gracias a las latas extra de atún que encontré por milagro. Hoy se acabaron. Lo agradezco parcialmente puesto que el atún, como he descubierto, es asqueroso.

El problema es que mis padres salen de casa hasta dentro de dos horas. Puedo aguantar. Dos horas de hambre no son nada.

Dos horas de hambre lo son todo.

Puedo sentir mis huesos empujando mi piel.

Me estoy desnutriendo.

Si no morí desangrada durante mi periodo, entonces lo haré de hambre.

Cuando hallen mi cuerpo no seré más que puro hueso.

Una hora.

Imagino lo fatal que sería si saliera de mi habitación y encontrara un refrigerador vacío.

Que saliera de mi casa, encontrara un refrigerador vacío, y mi padre estuviera ahí viéndolo todo.

Me reiría si no fuera porque esa posibilidad me aterra por completo. Algo que hay que saber de mi padre es que no es la persona más paciente que podrías encontrarte. En la lista de personas pacientes, él tendría el puesto número trece mil doscientos treinta y dos. O quizá el trece mil doscientos treinta y tres. Por no decir otra cosa, puedo asegurar que encontrarme a mi papá en la cocina sería el peor de los casos.

Cuando escucho el último carro salir, mi estómago ruge en celebración. Es mi momento.

Empujo con la fuerza de mi espalda el mueble que coloqué en la puerta. La puerta queda libre para abrirse. Mis dedos se quedan unos momentos en la manija, vacilantes. Ya salí una vez cuando mis padres se habían ido, pero en ese momento yo iba al Festival del Queso Rodante. En ese momento había salido con el entusiasmo a tope por ver a Ónice competir. No me detuve a ver mi casa. Ahora, cuando abro la puerta, doy pasos lentos para avanzar. Camino por el pasillo y en lugar de dar vuelta para bajar por las escaleras, sigo derecho y entro al cuarto de mis padres. La puerta está cerrada, así que tengo que abrirla. Entro y el perfume de mi madre revolotea por el aire. Respiro hondo. La cama está destendida de un solo lado. El otro está perfectamente acomodado, como si nadie hubiera dormido ahí en siglos. Ese es el lado de mi padre. La fotografía que antes yacía en el buró ahora está boca abajo. La tomo entre mis manos. Son mis padres cuando eran más jóvenes. Mi madre lleva un vestido blanco y esponjoso, pero lo verdaderamente deslumbrante es su sonrisa. Mi padre, con su característico rigor, no sonríe del todo. Ambos sostienen una vela, parecen estar a punto de usar sus respectivas velas para encender otra más larga en el centro. Esta es mi fotografía favorita de ambos. Congelados en un momento perfecto. Cuando era niña solía enojarme y reclamarle a mis padres por qué no me habían invitado a su boda. No entendía el concepto de la inexistencia. Mi mamá me consolaba diciéndome que de alguna forma siempre estuve ahí, que si yo había nacido de su amor entonces claramente estuve ahí.

El problema es que sigo aquí. Viviendo la tristeza de ver ese amor desaparecer.

¿Qué tiene que pasar para que decidas que ya no quieres a alguien en tu vida? Mi mamá, en esta fotografía, se ve llena de ilusión. Llena de luz. ¿Qué ocurrió?

Dejo la fotografía en el buró, parada, como debe de estar.

El movimiento de mi estómago me trae de vuelta a la realidad. Tengo hambre. Me despido de la habitación y bajo rápidamente por las escaleras. Paso por la sala y veo las cobijas en el sofá, dándome a entender que ahí es donde ha pasado las noches mi padre. Llego a la cocina y abro el refrigerador. Mi alma canta cuando veo todas las posibilidades extendiéndose frente a mis ojos.

Gracias, mamita.

Corro de vuelta a mi habitación y tomo mi computadora. Regreso a la cocina corriendo y me resbalo ligeramente. Me río del susto que me ha causado.

Coloco la computadora en la mesa y pongo una película. Decido poner *Juego de gemelas*. Subo el volumen al máximo y dejo que la película corra mientras cocino.

Mi imaginación me lleva a crear una realidad donde yo asisto a un campamento y descubro que tengo una hermana gemela y juntas logramos que nuestros padres vuelvan a amarse. Tal vez mi huelga sería más eficiente si tuviera una hermana. A lo mejor arruinarles la vida a dos hijas es más difícil que a una.

Al terminar de cocinar, me percato de que me he preparado un festín. Cocino un huevo revuelto con tocino con más tocino que huevo, unos waffles congelados llenos de miel maple y mermelada, un sándwich de queso asado, trozos de piña picada y una leche con chocolate. Me siento en el comedor y me lleno la boca con comida. Nunca había disfrutado tanto un desayuno. Mi lengua se alegra de probar otra cosa que no sea atún o sopa instantánea.

Estoy dándole un bocado al waffle cuando unas hojas blancas en la esquina de la mesa llaman mi atención. Estiro el brazo y las tomo con los dedos pegajosos por la miel. Mi corazón se salta un latido cuando me doy cuenta de lo que son.

Son los papeles de divorcio.

Son los papeles de divorcio firmados.

Ya firmaron.

Me levanto de golpe y la silla cae detrás mío.

No puedo creerlo. No puede ser posible. Teníamos un trato. Teníamos… ¿acaso no les importa? ¿acaso no les importo?

¿Mi mamá está de acuerdo con que me lleven lejos?

Esta última comprensión es lo que termina apuñalando mi pecho. Suelto las hojas y las dejo en la mesa. Coloco una mano en mi pecho y aprieto, tratando de calmarme. Tratando de hacer desaparecer esta punzada en el pecho que no quiere irse. Tomo la leche de chocolate y la tiro encima de los papeles. Dejo el desorden que he creado en la cocina y en la mesa y corro de vuelta a mi habitación.

Cosas malas pasan cuando salgo. Cosas se salen de mi control cuando salgo.

Pongo el seguro de la puerta y regreso el mueble a su lugar donde impide que esta se abra. Doy unos pasos para atrás y busco a mi alrededor:

Tres cosas que puedo ver.

Tres cosas que puedo oler.

Tres cosas que puedo tocar.

Tres cosas que puedo sentir.

El problema es que es dolor todo lo que siento.

ÓNICE

Me despierta la música de Malva, pero esta vez es diferente. Se escucha ahogada, atrapada en sus paredes.

Me incorporo en la cama y me muevo de lugar. Tomo impulso con las manos y voy sentándome cada vez más a mi derecha. Mi espalda termina apoyada en la pared. Desde aquí puedo ver una fracción de su ventana. Sigue cerrada. Me la imagino adentro con el cabello cual nido, concentrada en su máquina y sus telas. Me la imagino confeccionando otro chaleco. Otro que usaría solo para hacerla feliz. Ojalá tuviera la habilidad de hacerla feliz. Parece que tengo un talento particularmente especial para hacerla sentir de la mierda. O Puede ser que me esté dando demasiado crédito y ella en realidad ya está bien y aquello era exactamente lo que necesitaba para dejarme ir.

El avión de papel sigue en mi cama. Lo tomo. Leo la carta una y otra vez.

Cuando hablo contigo, el resto de mi casa desaparece y con ella todos los problemas. Así que gracias por hablarme. Es todo lo que he querido por años. Creo que siempre te he querido por años.

Con cariño,
Malva

«Creo que siempre te he querido por años». Suelto un suspiro pesado.

Avanzando con sentones llego hasta el borde de la cama. Mi pie enyesado cuelga mientras me apoyo en el otro. Doy saltitos al escritorio y tomo los demás aviones de papel. Regreso a mi cama torpemente y me dejo caer. Ha sido demasiado esfuerzo porque me mareo.

Me acomodo y me dispongo a leer el resto de las cartas.

Ónice:

Me gusta observarte. Siempre lo he hecho. Lo digo de la forma más tranquila y para-nada-extraña posible. Tienes pequeñas manías de las que ni siquiera sé si te percatas.

Por ejemplo, cuando comes sueles arrugar la servilleta en una bolita y la tiras al bote de basura. Si le atinas al centro del bote haces un bailecito cuando crees que nadie te ve.

Sé que escribes tus propias canciones porque te escucho cantarlas desde mi ventana. Sé que solo las tocas cuando estás solo.

Sé que nada parece distraerte al andar, excepto los pájaros. Te veo correr hacia ellos para espantarlos, luego ves a tu alrededor para cerciorarte de que nadie lo ha notado.

Cuando estás incómodo, parpadeas dos veces seguidas. Lo haces desde que somos niños. Me pregunto si te das cuenta.

A veces me da la impresión de que te conozco a la perfección. Por ejemplo, cuando te hablo, es como si pudiera anticipar tus expresiones. Se me da perfecto saber cuándo vas a poner los ojos en blanco. Otras veces me sorprendes. De pronto dices o haces algo que se sale por completo de esta imagen que presentas. Ambas versiones me ~~gustan~~ agradan. Pero debo admitir que de todas las cosas que muestras de ti, mis favoritas son las que escondes. Esas que haces porque crees que nadie te ve.

Espero que sepas que conmigo puedes ser quien tú quieras. Yo sé que puedo ser quién yo quiera contigo.

Con cariño,

Malva

Querido Ónice:

Esta es la tercera carta que te escribo. Es que me encuentro a mí misma queriendo hablarte todo el tiempo. Sé que por mis circunstancias no tengo muchas opciones de con quien hablar pero te juro que si me pusieran el mundo entero frente a mi ventana te seguiría escogiendo. No hay nadie más con quien quisiera hablar. No hay nadie más que quisiera ver en mi ventana. Espero no sonar exagerada pero creo que eres el paisaje más lindo que hay. Si fueras un paisaje serías la noche misma. Serías la emoción de ver cuando la luna finalmente aparece, especialmente si está sonriendo. Si yo fuera un paisaje ¿cuál crees que sería? A mí me gusta el paisaje que tengo.

Espero que a ti también te guste el tuyo.

Con cariño,

Malva

Querido Ónice:

De todas las cartas, espero con fervor que nunca llegues a leer esta. Espero que quede en el fondo de tu basura o que un viento la levante y tome vuelo. Espero que le dé la vuelta al mundo entero antes de que llegues a leer que me gustas.

Cuando te dije que todo en mí está coloreado por ti era verdad. Sabes dónde está mi corazón, pero yo no sé dónde está el tuyo y honestamente no me apetece buscar algo que nunca fue mío para encontrar.

Tal vez no me entendiste. Tal vez lo tomaste como una confesión entre amigos. De la misma forma que un amigo le dice a otro que lo quiere. No me malentiendas adoro ser tu amiga. No sabes cuánto tiempo esperé para volver a serlo. No me importaría ser solo tu amiga si eso significa tenerte en mi vida. Pero te aseguro que dolería Me dolería para siempre. Así que si hay algo en ti que quisiera aliviar este dolor en mí, dímelo. Si existe algo en ti que le guste algo en mí, házmelo saber. Si hay una parte de ti que quiera al menos una parte de mí, háblalo. Especialmente si esa parte de mí es mi corazón. Te juro que te lo daría sin pensarlo. A fin de cuentas creo que siempre ha sido tuyo.

Con amor,

Malva

P. D. Te tengo una sorpresa pero tendrás que esperar a mañana para ~~verme~~ verla.

Observo las cartas extendidas en mi cama. No sé por qué lo hago, pero las tomo y las guardo dentro de la funda de mi almohada.

Me paro en una pierna y doy saltos hasta mi ventana. El puntero láser me es inservible. La cortina está completamente cerrada y cubre por completo su larga ventana. Busco a mi alrededor algo, lo que sea que pueda lanzar.

Tomo un zapato. A fin de cuentas solo necesitaré uno por un tiempo. Lo lanzo, este golpea la ventana y termina cayendo en el pasto que nos separa. Me quedo quieto, esperando que la cortina se abra y vea ese huracán rosa de piernas largas que decidió que su nombre sería Malva porque yo se lo di.

Nada.

La cortina no se mueve ni tantito.

Lanzo otro y pierdo un poco el balance. Tengo que sostenerme del marco para no caer.

El zapato golpea la ventana.

Nada.

Tomo mi computadora del escritorio y regreso saltando para echarme en la cama.

Pongo una película y así paso el resto del día.

MALVA

Él nunca lo sabrá, pero si hubiera lanzado otro, quizá habría abierto mi ventana.

ÓNICE

Ha pasado una semana desde que gané el queso. Decidimos que he descansado lo suficiente y mañana deberé regresar a clases.

Estos días han sido… diferentes. Hice un trato con mi padre. Vamos a conocernos, pero iremos a mi paso. No le prometo estar de buen humor, no le prometo ser siempre amable, no le prometo que no haré observaciones hirientes, pero sí le prometo estar abierto a lo que sea que surja. Le prometo ser receptivo. Le prometo tener brazos abiertos.

—Creí que solo habías venido porque querías el queso —digo antes de darle un trago a mi vaso.

Nos encontramos comiendo en mi habitación. Mi padre ha tomado el escritorio y Violeta la ventana, yo tengo la cama. Le doy un mordisco al sándwich de jamón que nos preparó mi padre.

—El queso era la excusa, ustedes eran la razón —dice con la boca llena de pan y jamón.

—¿Qué?, ¿la vida con tu novia ya no es lo que esperabas? —comento mordaz.

Él sonríe mientras mastica. Las líneas alrededor de su sonrisa son largas, como caminos que ha andado pero no a mi lado.

—No, no es eso. Es solo que quiero hacer las cosas bien. Al menos por una vez. —Se sienta con la espalda recta cuando dice eso.

Violeta y yo intercambiamos miradas, ambos dejamos escapar un bufido.

—¿Quién eres y qué le hiciste a nuestro padre?

Él se ríe y se encoge de hombros.

Todos lo notamos. Ha cambiado. Claramente le está yendo bien. Lo sé por su enorme camioneta y el reloj en su muñeca. Lo sé porque no preguntó cuánto sería el costo del hospital antes de ingresarme. Sí, se ve que le va bien, pero hay algo más. Otra clase de estabilidad que va más allá de lo económico. Se ve sereno. Cambiado. Incluso su cabello está peinado, sin moverse de lugar.

El aire que entra por la ventana se siente ligero. Comemos y hablamos de lo nuevo y lo viejo. Terminamos la comida y mi padre baja a limpiar la cocina. Violeta y yo nos quedamos solos.

—¿Qué piensas de papá? —me pregunta mi hermana.

—Que es demasiado bueno para ser verdad.

—Tal vez está enfermo.

—Tal vez es terminal —coincido con ella.

Ella asiente lentamente con la cabeza.

—O tal vez está asegurándose de que alguien lo cuide cuando sea viejo.

—Oh, eso te toca a ti —digo mordaz.

—¿Por qué? ¿Porque soy mujer?

—Porque eres más fuerte que yo, tú podrías cargarlo si se cae.

—Sí, tengo más músculo que tú. —Mi hermana flexiona su brazo y me enseña su músculo cómicamente pequeño—. Tú también lo tendrías si comieras.

Tenso la mandíbula.

—Lo estoy intentando —mascullo.

—Lo sé. —Suaviza su expresión—. Gracias por intentarlo.

Me acomodo en la cama. La columna me duele. Solo me paro para bañarme y hacer mis necesidades. Mi padre se ha ocupado de avisar a la escuela que faltaría una semana por razones de salud. Tan solo pasé esta semana en reposo. No hace falta decir que no he hablado con Malva desde lo ocurrido. Aunque quisiera no podría. Su ventana permanece cerrada, cosa que nunca pensé que sucedería. Malva, la chica rara de la ventana que no cree en cerrarla finalmente lo hizo. He intentado no pensar en ella, y tener a mi papá en casa me ha ayudado a mantener mis pensamientos en otras cosas. Pero aquí estoy, una vez más pensando en ella y en el dolor que le he causado. Quisiera hablarle, pero no tengo idea de cómo. Ni siquiera tengo su número de celular.

—¿Ya hablaste con Malva? —me pregunta Violeta, como si hubiera leído mis pensamientos.

—No.

Violeta me ve como si fuera un imbécil.

—¿No has hablado con ella desde aquel día?

Niego con la cabeza. Tenso los labios.

—¿Por qué no lo has hecho?

—No lo sé, no sé ni siquiera qué podría decirle. Soy un tonto, lo sé.

—No eres un tonto. Ser tonto sería golpear su ventana todos los días con una roca hasta que finalmente se rompa. Lo que eres es un cobarde. Siempre haces esto, pasa algo que te incomoda y prefieres no hablarlo y evitarlo hasta que sientes náuseas.

Golpeo mi cabeza contra la pared. Sé que es la verdad, pero odio escucharla.

—Papá tardó seis años en volver y pedirnos disculpas… no tardes seis años en pedirle perdón a la chica que claramente te gusta.

—No puedo hacer mucho desde aquí —digo resignado.

Violeta fija su mirada en mí mientras se me acerca.

—Ónice, estás lesionado, no paralítico. —Me da un golpe leve en la nuca.

—¿Qué sugieres que haga? —Alzo los brazos, esperando que la respuesta caiga en mis manos.

—¡Usa tu cerebro! Dios mío. —Violeta sujeta el puente de su nariz con los dedos mientras camina en círculos en mi habitación—. Has visto películas, ¿cierto?

Asiento con la cabeza.

—¿Qué sucede en las películas de amor cuando parece que todo va mal entre ellos?

Me mira, expectante.

—¿Se arreglan y se besan?

—¡Un gran gesto! Siempre hay un gran gesto que hace que el chico se gane a la chica.

De acuerdo. Un gran gesto. ¿Cómo se hace uno de esos?

—¿Entonces? ¿Qué se te ocurre?

Me doy cuenta que parpadeo dos veces. Gracias, Malva, ahora jamás podré dejar de notarlo.

—Tienes que pensar en lo más cursi y estúpido que se te pueda ocurrir. —Mi hermana intenta ayudarme.

—Violeta, ¿te das cuenta de que somos las peores personas para pensar en cosas cursis y estúpidas?

—De acuerdo, consigamos ayuda —sugiere mientras saca su celular y manda unos mensajes.

Cuando el sol pinta de dorado mi habitación, escucho la puerta abrirse. La voz de Siena saludando a mi padre suena desde la planta baja. Momentos después entra en mi habitación. Violeta está sentada en el marco de la ventana.

—Siena… ¿qué hace Alex dando vueltas en la entrada?

Siena tensa los labios. Los abre para decir algo, y los vuelve a tensar.

—¡Ugh! —Siena se acerca a la ventana y grita—: ¡Alex! ¡Entra ya!

Violeta la mira extrañada, demandando una explicación.

—No quería que supieran que llegamos juntos, así que le dije que esperara y contara hasta cien para entrar después de mí.

Alex llega corriendo, con el cabello rebotando en su frente.

—¿Realmente ibas a contar hasta cien, Alex? —pregunto desde mi cama.

—¿Qué te puedo decir? Haría lo que fuera por mi chica.

Violeta y yo vemos a Siena. Sus labios tensos. Intercambiamos miradas entre todos.

—En mi defensa, es muy bueno besando.

—¿Ya se besaron? —Violeta exige saber.

—Y otras cosas también —dice Alex con suficiencia, plenamente satisfecho consigo mismo.

—Voy a vomitar —digo y me tapo los oídos.

—Qué asco —coincide mi hermana.

—¿Qué pasó con todo ese rollo de ser la clase de persona que necesita conectar con alguien para realmente sentir algo? —pregunto porque mi ego se siente levemente herido.

—Creo que cuando lo sabes, lo sabes. —Siena se encoge de hombros. Alex le rodea con el brazo y la acerca hacia sus labios. Se besan asquerosamente y en cuanto sucede quisiera ser capaz de tirarme cloro en los ojos.

Tomo una almohada y se las lanzo, logrando que se separen.

No los culpo. Es verdad. Cuando lo sabes, lo sabes.

—De acuerdo, han sido convocados a esta… reunión, o lo que sea, porque necesitamos pensar en un gran gesto.

—¿Qué es eso? —pregunta Alex.

Volvemos a tener la conversación sobre las películas, y lo que involucra un gran gesto.

—Perfecto, entonces tenemos que pensar en cosas como: Kat leyendo el poema a Patrick, o la escena del *boombox*, o esa escena en la que está lloviendo y Darcy le pide matrimonio a Elizabeth, ¡o la segunda vez que Darcy le pide matrimonio a Elizabeth! —dice Siena. Ella es la persona perfecta para esto. Mi hermana tenía razón.

—No planeo pedirle matrimonio a nadie —aclaro.

—O cuando Harry le dice a Sally que la ama, pero ella le dice que no puede esperar que eso arregle las cosas, así que él contesta: «Te quiero cuando tienes frío estando a veintiún grados, te quiero cuando tardas una hora para pedir un bocadillo, adoro la arruga que se te forma aquí cuando me miras como si estuviera loco, te quiero cuando después de pasar el día contigo mi ropa huele a tu perfume y quiero que seas tú la última persona con la que hable antes de dormirme por las noches. Y eso no es porque esté solo ni tampoco porque sea nochevieja. He venido aquí esta noche porque cuando te das cuenta de que quieres pasar el resto de tu vida con alguien, deseas que el resto de tu vida empiece lo antes posible».

Guau.

De nuevo, no sé qué me sorprende más. Que Alex haya dicho todo eso de memoria, o que lo haya dicho en un solo aliento. Quiero preguntarle por qué se sabe todo ese diálogo de memoria, pero me detengo cuando me doy cuenta de que Siena está disfrutando este momento. Nunca la he visto tan emocionada como ahora. Se observan como si estuvieran a punto de volver a besarse.

—Muy bien, entonces entendemos la vibra, ¿no? —Violeta junta las manos, interrumpiendo el posible beso entre ellos.

Pasamos el resto de la tarde intercambiando ideas. Debo explicarles todo lo que sé sobre ella. Sus gustos y disgustos, las cosas que he notado de ella últimamente, hablo de cualquier cosa que podría servirnos. Me encuentro a mí mismo encariñándome más con ella cada vez que la menciono. Como si se enterrara cada vez más en mi memoria… y en mi corazón. Como si descubriera estos sentimientos por primera vez.

Para cuando cae la noche, ya hemos elaborado el bosquejo de un plan. Carece de fecha y le faltan detalles, pero es un buen comienzo. Voy a hacer las cosas bien. Tengo que hacerlo.

Me gusta Malva Canedo. Me gusta de una forma que no sé cómo explicar. Me gusta por todo lo que sé de ella y todo lo que me queda por saber. Me gusta lo terca que es, incluso si eso significa que tarde en perdonarme. No cambiaría nada en ella.

Sí. Me gusta la chica rara.

MALVA

No tengo nada que comer. Tampoco tengo nada por lo cual luchar. Es por eso que me despierto temprano. Me meto a bañar y me visto con el uniforme de la escuela. Omito la parte donde me lleno de calcomanías. Omito la parte donde me lleno de broches. Omito la parte donde me pinto la cara. Soy un lienzo en blanco y no me nace pintarlo.

Hago todos mis movimientos en automático, sin pensarlos dos veces. Es como si estuviera flotando en mi propio cuerpo.

Muevo el mueble que impide el paso y abro la puerta. Bajo las escaleras con mi mochila en la espalda. Mi madre me ve con ojos de asombro. Corre hacia mí y me abraza con todas sus fuerzas. Quiero abrazarla de vuelta, pero no puedo moverme. Una lágrima escapa de mi ojo y cae en su hombro.

—Mi niña, lo siento… pero ya no puedo… ya no podemos…

Los pasos de mi padre acercándose hacen que se calle de inmediato. El cuerpo de mi madre se tensa y se aparta de mí lentamente.

—Veo que tu gran teatro ha llegado a su fin. Bien. —Me observa por un rato. Su cara se mantiene firme. Segura—. Debes saber que todo lo que hacemos es para el bien de todos.

No digo nada. Permanezco inmutable.

—Te llevaré a la escuela, si no fuera porque estuve pagando todo el tiempo que te ausentaste quien sabe si te dejarían volver. De cualquier manera hablaré con la directora para empezar a ver tu transferencia a tu nueva escuela. Tu madre ha estado viendo opciones.

Mi mamá baja la mirada. Se siente culpable, y lo sé porque puedo leerlo en todo su rostro.

Mi mamá nos sirve el desayuno como si todo hubiera vuelto a la normalidad. Como si esta fuera la rutina de siempre. Comemos en silencio. Nadie dice absolutamente nada. Al terminar, me lavo los dientes y me quedo esperando en la entrada. Mi mamá me despide con un beso en la frente.

—Extrañé tu carita. —Sostiene mi rostro con sus dos manos y yo espero que lea en el mío todo lo que no sale de mis labios.

Mi padre me guía al carro y me abre la puerta para entrar. Hacemos el viaje en absoluto silencio. Por alguna razón no me parece incómodo. Lo que sea que pase por nuestras mentes es suficiente ruido para ambos.

Mi padre se estaciona y me acompaña a la entrada. Se despide de mí con una palmada en la espalda y desaparece por el pasillo que lo lleva a la oficina de la directora. Yo camino rumbo a mi primera clase.

No presto atención. No me interesan las ecuaciones cuadráticas, ni por qué migran las aves. Floto por los pasillos como un fantasma y cuando escucho una risa no puedo evitar pensar que se ríen de mí. Si me quedara vida alguna, me echaría a llorar, pero por primera vez en mi existencia, no me salen las lágrimas.

—¿Malva?

Escucho su voz, pero no volteo a verlo. Sé que se trata de Ónice. Me encuentro en mi silla de siempre. Nadie sabría esto, pero he tallado mi nombre debajo del mesabanco. Tal vez alguien lo encuentre una vez que me haya ido y sepa que Malva estuvo aquí. Espero que en su imaginación sea alguien agradable, la clase de persona que está rodeada de amigos y si se ríen no es de ella, sino con ella.

El resto de mis compañeros toma asiento e imagino que Ónice también lo hace. El profesor llega no mucho después de eso. Yo permanezco con la vista en la ventana. Intento memorizar cómo pasa el sol a través de los árboles creando gotas de luz salpicadas por todo el suelo. Intento memorizar las nucas de todas estas personas que nunca se tomaron la molestia de conocerme.

Me iré de aquí sabiendo que al menos lo intenté. Comienzo a creer que quizá «intentarlo demasiado» es justamente lo que les desagrada. Tomo nota mental para futuras referencias. Supongo que, una vez que me vaya, podría empezar de nuevo. Podría convertirme en un lienzo en blanco, con todo el espacio para pintar algo nuevo.

Paso el descanso visitando todos los árboles. Los abrazo fuerte. Tallo mi nombre en ellos con las llaves de mi casa. Si son capaces de sentir dolor, temo ser yo quien se los cause, así que me disculpo cuando acabo. Quiero dejar marcas de que estuve aquí. Que este también fue mi mundo. Quiero saber que le pertenecí a algo, aunque ese algo sean los árboles, los mesabancos de la esquina, y los libros de la biblioteca.

La biblioteca.

En otra época habría corrido hacia ella. El descanso suele pasarse rápido, así que siempre debo aprovechar mi tiempo. Pero hoy no. Hoy el tiempo va lento y yo voy a su paso.

Al llegar a la biblioteca, veo que Dodi no se encuentra en su lugar de siempre. El escritorio está vacío. La busco entre los estantes. Escucho su voz cada vez más fuerte. Llego a mi estante favorito y noto que no está sola. Dodi y Ónice se encuentran hablando de algo que no logro distinguir. Cuando Ónice se percata de mí, deja de hablar y Dodi voltea a verme.

—¿Qué hace él aquí? —Me doy cuenta que es lo primero que he dicho en el día… o en varios, porque mi voz sale más ronca de lo que esperaba.

—¿Pero qué haces aquí, niña? Deberías estar encerrada en tu cuarto.

—¿Qué hace él aquí? —repito, esta vez más molesta.

Este se supone que es mi lugar seguro. Mi escondite. Él no debería estar aquí.

—Malva, ¿podemos hablar? —Ónice da un paso en muletas hacia mí.

—No tengo nada que decirte. —Intento no ver a Dodi como si me estuviera traicionando al aceptarlo aquí, a fin de cuentas ella no tiene idea de lo que ha pasado y tampoco es como si pudiera negarle el espacio a un estudiante.

Mi lugar seguro ha sido invadido. Cuando salgo de la biblioteca suena la campana indicando que es hora de volver a los salones. Una multitud de hombros chocan contra los míos mientras todos se dirigen a sus respectivos lugares. Me quedo en el centro, tomándolo todo. No quiero pensarlo, pero algunos choques se sienten a propósito, hay espacio lejos de mí. No hay necesidad de chocar contra mí. No sé cuántas cosas nunca noté por no prestar atención, por no creer que había algo en mí. Ahora, incluso sin mis listones, calcomanías, broches o telas, me siento como blanco fácil. No sé si imagino las cosas o si realmente están pasando. ¿Las risas son sobre mí? ¿Los susurros? Mi cabeza da vueltas y las voces se mezclan con pensamientos que no estoy segura de si me pertenecen. Mi pecho empieza a punzar, me han picado cientos de abejas y aún puedo escucharlas zumbando.

El pasillo se queda vacío y yo sigo en el centro de todo. Me concentro, juro que lo intento. Presto atención a tres cosas que puedo ver: Ónice caminando hacia mí. El pasillo blanco. Mis converse negros con estrellas. Tres cosas que puedo oler: el champú de mi cabello. El perfume de Ónice. El distante olor de la biblioteca. Tres cosas que puedo sentir: la falda de mi uniforme. Los brazos de Ónice alrededor de mí. La tela de su uniforme. El hueso que sobresale ligeramente de su espalda. Tres cosas que puedo escuchar: «Estás bien». «Aquí estoy». «No iré a ningún lado».

ÓNICE

Conozco un ataque de pánico como la palma de mi mano. Mi madre tuvo el primero en su vida cuando mi padre se fue. La abracé por una hora entera, hasta que recuperó el aliento. Esa fue la primera y última vez que la vi así. Ahora me toca hacer lo mismo con Malva. Le pido que se enfoque en mi respiración e intente emularla. Al cabo de un rato su respiración se regula. Se seca las lágrimas y evita mi mirada. Dodi se encuentra en la entrada de la biblioteca. Le hago señas de que yo puedo con esto y ella vacila un poco antes de dejarnos solos.

—¿Malva? —Tomo su barbilla con gentileza y alzo su rostro para que sus ojos se encuentren con los míos. Pero ella cierra los ojos, evitando verme. Las muletas lastiman levemente mis axilas así que las acomodo. El sonido hace que abra los ojos para ver las muletas. Su vista cae en mi pierna enyesada.

—Nadie ha firmado tu yeso. —Es lo primero que dice.

—Una observación bastante válida, Malva. ¿Quieres hacer algo al respecto?

Ella niega con la cabeza, rechazando mi invitación para que ella lo firme. Es muy pronto para eso. Aún no estamos en esa zona donde nos firmamos los yesos del uno y del otro.

—¿Qué ha pasado? —pregunta llevándose una mano a los labios. Yo tomo su mano antes de que llegue a ellos. Ella se zafa de mis dedos con un dejo de desprecio y el corazón se me estruje.

—Tuviste un ataque de pánico —le explico—, pero ya estás bien. Todo está bien.

—No lo está —murmura para sí.

Pronto habrá prefectos escolares rondando por el pasillo, si nos ven nos mandarán a nuestros salones. Antes de que lo hagan, le pido que me siga. Ella duda por un instante pero termina obedeciendo. La guío de vuelta a la biblioteca. Dodi me lanza una mirada cargada de preocupación, pero yo asiento con la cabeza, indicándole que tengo todo bajo control.

El plan que había semiformulado con el elenco no involucraba encontrarme a Malva en la escuela. Tendré que pensar en otra cosa, tendremos que modificar el plan. El gran gesto sucederá, pero será diferente, y será otro día.

Nos sentamos en el suelo frente a su estante favorito. He batallado para sentarme y Malva no me ha ayudado, pero finalmente lo consigo. Recuesto mi pierna encima de mi mochila, esta vez Malva me ofrece su mochila para darle más altura. La acepto.

Recargamos nuestras espaldas en los libros.

—¿Quieres hablar?

—¿Por qué hablaría contigo? —dice mordaz. Nunca había escuchado a Malva sonar tan… tan como yo. Como alguien dañado.

Suspiro y mido lo que estoy a punto de decir. Coloco las palabras en mi lengua de la mejor manera posible.

—Quiero pedirte perdón, Malva. —La veo de perfil. Lleva el rostro sin una gota de color. Veo pecas esparcidas por sus cachetes que antes no había visto. El olor a vainilla me llega casi de inmediato. Sus ojos están rojos y ligeramente hinchados por haber llorado. Noto un poco de sangre en su labio, ¿cuándo se lo lastimó? Escribo un recordatorio mental para estar más atento a dónde viajan sus manos.

—Entonces hazlo. Nadie te está deteniendo. —Sus palabras son secas, pero el hecho de que siga aquí, sentada junto a mí, me da la esperanza que necesito para seguir.

—Malva, perdóname. —Busco su mirada, pero ella observa el estante que tenemos enfrente—. He sido un idiota y…

—No, Ónice. Lo que has sido, lo que eres —se corrige—, es cruel. Eres cruel, y no me refiero al pequeño apodo que tienes para mí, no hablo de las cosas que alguna vez dijiste sobre mí, no. Me refiero a que eres cruel por haber hecho que me enamorara de ti. De todas las cosas que has hecho: dejarme de hablar, ignorarme por años, criticarme, todo eso lo puedo perdonar. Perdoné a tu hermana y pude haberte perdonado a ti, pero tuviste que enamorarme, todo duele más porque tuviste que enamorarme.

Me quedo en silencio. Sé que no ha terminado de hablar. Sus ojos se mueven rápidamente, sigue pensando.

—O tal vez —sonríe a medias—, tal vez estoy loca. Tal vez imaginé todo. Tal vez eres un tipazo que es amable con todas y yo creí que sería algo más porque, bueno, soy la chica que no recibe ninguna clase de atención masculina, la chica que nunca ha recibido amabilidad. Todo este tiempo siempre estuvo claro lo que piensas de mí, de mi forma de ser, de mi apariencia. Está claro que no te gusto, ¿qué podría gustarte de mí si me ves como la…

—Malva —la interrumpo—, no soy amable con nadie.

Nuestros ojos se encuentran. Ella frunce el ceño, desconcertada, y sus cejas delgadas están a punto de tocarse. No entiende qué estoy diciendo exactamente, así que decido hacérselo más claro. Le digo lo que he querido decirle desde hace tiempo:

—Sí estás loca. —Coloco una mano en su barbilla—. Pero solo por creer que hay algo en ti que podría no gustarme.

Es ella la que parpadea dos veces ahora. Sonrío ante el gesto.

—No juegues, Ónice. No seas cruel conmigo. —Implora con los ojos. Toda su armadura está deshaciéndose frente a mis ojos.

—Soy cruel, pero nunca contigo. Nunca más contigo. —Le limpio una lágrima antes de que caiga.

—¿Qué hay de Esme? Ella me contó que…

—Yo no conozco a Esme. —Es verdad. Lo que hizo fue tan repentino. Tan podrido. Esa no es la Esme que alguna vez conocí—. Y no tengo ningún interés en conocerla… pero, Malva… me muero de ganas de conocerte a ti.

Malva se muerde el labio inferior. Baja la cabeza tímidamente.

—¿Qué hay de Siena? Alex me dijo que…

—Alex es un idiota —la interrumpo calmadamente—, lo único que me gusta de Siena es que tendrá ocupado a Alex y me lo quitará de encima por un tiempo. Espero que sea un largo tiempo. Se ven bastante felices, aunque llevan una semana nada más. Sonrío buscando su mirada nuevamente.

—¿Alex y Siena? —pregunta Malva, abriendo mucho los ojos.

Yo asiento con la cabeza.

Una especie de alivio se forma en su rostro para después distorsionarse en confusión y finalmente en enojo. Me suelta un golpe en el hombro.

—¿A qué se debe eso?

—Eso es por todo. Y hablando de todo, si es verdad que te gusto, entonces tengo reglas.

—Me muero por escucharlas —digo sarcástico.

—Para empezar quiero una disculpa. Una disculpa sincera y oficial que abarque todo lo que me has hecho. Perdonar se me da fácil, pero debes ofrecerla primero. Lo segundo es que no puedes llamarme «rara» nunca más. Lo encuentro ofensivo ahora. Tercero, comerás conmigo e irás a terapia. Cuarto, si te avergüenza algo de mí, prefiero que me lo digas... no se me da fácil distinguir qué hago mal y qué hago bien. Quinto, nada de crueldades, nada de sorpresas desagradables, nada de dejarme de hablar de pronto, nada de exnovias diciéndome que te viste con ellas, nada de nada. ¿De acuerdo?

—De acuerdo.

Malva me observa como si estuviera esperando que diga algo más. Me toma unos segundos comprender.

—¿Quieres tu disculpa ahora?

—No lo sé, ¿quieres que te perdone ahora? Porque puedo volver a no hablarte. Eso se me da bastante bien.

—Entiendo, entiendo. —Levanto las manos en señal de rendición—. Malva. Querida Malva. Perdóname porque he sido cruel y estúpido. Perdóname por dejarte de hablar cuando éramos niños. Perdóname por comenzar un apodo hiriente. Perdóname por todas las veces que pensé que eras irritante...

—No dijiste que pensabas que era...

—Shhh —la interrumpo ahora yo—, me estoy disculpando. Perdóname por encontrar tus lágrimas bastante inconvenientes. Perdóname por ignorarte...

—Por seis años —agrega.

—... Por seis años. Perdóname por dejar de ser tu amigo. Perdóname por no defenderte todas las veces que debí hacerlo. Perdóname por no ver lo mágica que eres —las mejillas de Malva se colorean rápidamente—, perdóname por todo. Sobre todo perdóname por no decirte a tiempo que hay mucho en mí al que le gusta mucho de ti. Especialmente esa parte que abarca tu corazón. Te juro que yo también te lo daría sin pensarlo... a fin de cuentas...

—Creo que siempre ha sido tuyo. —Se roba las palabras de mi boca—. ¡Leíste los aviones!

Asiento con la cabeza, mordiendo mi labio inferior para no dejar escapar una risilla.

La revelación de mis palabras hace que se avergüence. El rojo de sus mejillas sube hasta sus orejas. Se lleva las manos al rostro y se cubre.

—Qué horror, Ónice. No creí que fueras a leerlas tan pronto.

—No tenía idea de que me tenías tan observado.

—Es un poco tu culpa —vacila, como si estuviera reuniendo valentía para decir lo que piensa—, eres bastante difícil de dejar de ver.

—Y tú, Malva Canedo, eres bastante difícil de ignorar… y lo digo en el buen sentido. —Tomo un poco de su valentía y digo algo que me tomó mucho tiempo darme cuenta—: Lo digo de la misma forma que dirías que un atardecer es difícil de ignorar. Un atardecer rosa. Un atardecer rosa con piernas largas que decidió que su nombre sería Malva. Porque todas las cosas bellas merecen llevar nombre.

Siento otra clase náuseas. Unas que no me hacen querer vomitar, sino las mismas que sientes cuando vas en una montaña rusa. La clase de montaña rusa en la que hay una bajada alta y te atreves a caer porque sabes que estarás bien.

Temo que fui demasiado cursi. Demasiado tonto. Demasiado idiota. Es difícil ser la clase de persona que dice lo que piensa. Pero con Malva puedo ser quien yo quiera, así que decido serlo. Decido ser la clase de persona que se acerca a su rostro. La clase de persona que piensa en sus labios más de la cuenta. La clase de persona que quiere besar a la chica de cabello rosa.

MALVA

Nuestras narices se tocan. Nos vemos los labios y los ojos y nos preguntamos si podemos seguir. Tomo su sonrisa como un sí. Él sostiene mi rostro con la mano. Siento su pulgar en mi mejilla. Me sostiene delicadamente como si tuviera miedo de lastimarme. Saboreo este momento antes de mi primer beso. Siento la alfombra en mis manos, memorizo el olor de los libros viejos, coloreo en mi mente sus ojos profundos. Mi estómago revive las mariposas y vuelan por todo mi cuerpo. Me aferro al sentimiento. No puedo creer que esté sucediendo. Si Ónice siente mi pulso, se dará cuenta que podría morir de taquicardia. No quiero perderme de nada, pero cierro los ojos instintivamente. Entonces me besa y su agarre se vuelve más firme. Desaparezco en él, y es como si viera todo de colores.

Este momento es un «Rubor Reluciente», es un «Chispa en el Espacio Profundo», es un «Cálido Borroso». Es simplemente perfecto.

Él guía el beso como si se tratara de un baile que los dos conocemos.

Cuando se aparta de mis labios los dos sonreímos. Tengo que recuperar un poco mi aliento y, con este, llega la comprensión de que nunca había hecho esto antes. No tengo idea de qué piensa. A mí me ha encantado… ¿pero a él?

—Este es mi primer beso —le confieso. Ojalá entienda que solo puede mejorar a partir de ahora. Eso si aún desea besarme—. ¿Lo hice bien? —pregunto titubeante.

Él acaricia mi mejilla con su pulgar, como si quisiera unir dos puntos invisibles que solo él puede ver.

—No estoy seguro. Creo que necesito otro para…estudiarlo —dice deseoso.

Su sonrisa es grande. Encantadora. Dos huecos se forman, decorando su amplia sonrisa.

Coloco mis pulgares en sus hoyuelos, sabiendo que he querido hacer esto por mucho tiempo. Mis pulgares caben perfectamente ahí, como si estuvieran hechos para mí.

Esta vez soy yo quien lo besa y todos los colores regresan. Colorean mis sentidos y son todo lo que veo, todo lo que siento. Todo lo que quiero. Voy despacio, esperando que no me traicione la inexperiencia. Agarro valor y acelero un poco. Antes de darme cuenta ya voy a mil por hora.

Me separo, impaciente por saber qué piensa.

Él tarda en abrir los ojos, como si estuviera todavía procesando lo que acaba de pasar. Cuando los abre, lee mi rostro como si se tratara de su libro favorito.

Ónice chasquea la lengua.

—Lo siento, pero necesito otro.

Me río y escondo la cabeza en el hueco que se forma entre su hombro y su cuello.

ÓNICE

Nos quedamos el resto de las horas escolares sentados en la biblioteca. No nos preocupa la idea de perdernos alguna lección. Lo único que me interesa aprender en estos momentos son las palabras que llenan el espacio entre ella y yo.

Malva empieza a leer el comienzo de una página. Le pedí que tomara un libro que ama y me lo leyera.

—No, no. Quiero que leas solo las frases que tienes subrayadas —interrumpo su lectura.

Ella me ve con sospecha.

—¿Cómo sabes que tengo frases subrayadas?

—Vine a leer un poco y me topé con mucha Malva en uno de estos libros. El problema es que tomé otro y volví a toparme contigo, tomé otro y fue lo mismo… es como si no pudiera escapar de ti, Malva.

Ella observa los libros y sonríe satisfecha.

—Bien. Así no me extrañarás nunca —bromea, pero hay una gota de tristeza en su voz.

Continúa leyendo el contenido del libro, ignorando mi petición.

—No quiero saber de las historias —me quejo—, solo quiero saber lo que te gustó de ellas.

—¿Estás seguro? Es una historia muy buena, es…

—No me interesa lo que —me fijo en la portada—, Jane Austen tenga que decir. Quiero conocer a Malva, no a Jane. Sin ofender, Jane —me disculpo con el libro. Me siento tonto al hacerlo, pero Malva sonríe.

—Jane está demasiado ocupada para ofenderse.

—¿Por qué?, ¿qué hace?

—Está muerta —dice tranquila y encogiéndose de hombros como si hubiera dicho algo simple como la hora en la que estamos.

Oh.

—Lo siento, Jane.

Malva recuesta su cabeza en mi hombro y me lee lo que subrayó.

Le pido después de cada frase que me explique por qué le parecieron importantes. Malva me abre la ventana de su mente y su corazón y yo quiero absorberlo todo. Entre cada frase, entre cada explicación, siento que me acerco a ella. Que me acerco de una forma que nunca me he permitido antes.

—«Hubiera podido fácilmente perdonar su orgullo, si no hubiera sido porque se metió con el mío». —Lee como si contara un cuento de cuna—. Esta frase me recuerda mucho a ti.

—¿Crees que soy orgulloso? —Finjo indignación.

—Creo que ambos lo somos —aclara.

—Ah, tú sí lo eres. Eres orgullosa y sumamente terca —bromeo un poco.

—Y tú eres prejuicioso y sumamente cruel —arremete contra mí.

Finjo que me ha herido el corazón, me coloco la mano en el pecho y lo presiono.

MALVA

—Este es mi libro favorito. —He sacado otro libro del estante—. Se llama *Cumbres Borrascosas*.

—¿Puedo leer ahora? —pregunta Ónice.

Yo le entrego el libro y me vuelvo a sentar a su lado.

—¡Cinco estrellas! —dice mostrándome la primera página.

Yo asiento sonriente.

—Veamos qué tenemos aquí. —Comienza a hojear el libro hasta que se percata que hay algo entre las páginas. Un crayón «Malvavilloso» está jugando el papel de separador—. Una Malva se ha quedado en el capítulo dieciséis.

—Sí, esta es mi tercera vez leyéndolo. No quites mi separador, por favor.

Él lo deja en su lugar y yo le agradezco. En cuanto pueda, volveré a retomar mi lectura. He estado muy ocupada encerrada en mi habitación, y ahora con Ónice, extraño leer. Extrañaré estos libros que se volvieron mis amigos cuando no tenía ninguno. Los libros han sido amables conmigo cuando las personas dejaron de serlo.

Ónice encuentra una línea subrayada y lee:

—«Aunque nada le dije, si es cierto que los ojos hablan, los míos debían delatar mi locura por ella».

Él sonríe tímidamente y me observa. Me observa en silencio y no tiene que decir nada, porque yo entiendo todo lo que dice.

MALVA

Cuando es la hora de la salida, las mejillas me duelen de tanto sonreír. Caminamos a la salida. Violeta y Alex están en un círculo grande de personas. Se ríen entre ellos y platican como hacen los amigos. Ubico de nombre a varios del círculo, pero no conozco personalmente a ninguno. Ónice me guía hacia ellos. Los nervios son hormigas en la punta de mis dedos. Formo puños y las aplasto.

—¡Pero si es el campeón del queso! —Un chico enorme lo toma del cuello y lo sacude.

Los demás gritan y exclaman cosas que no logro seguir. Hablan al mismo tiempo.

—¿Entonces Ónice hizo el gran gesto sin nosotros? —Alex se acerca para que pueda escucharlo.

—¿El qué? —pregunto confundida.

Alex tensa los labios y sacude la cabeza.

—Nada. Yo no dije nada. Por cierto —alza la voz para que el resto del grupo pueda escuchar—, ¡este viernes hay fiesta en casa de Siena!

—Eso, hermano. —Un tipo bajito le da un golpe en la espalda.

Me quedo parada sin decir nada. Me doy cuenta de que Ónice no me presenta a sus amigos. Hago lo posible por no creer que se debe a algo en particular. Me esfuerzo por creer que tan solo se le ha olvidado.

Creo que mi cara me delata porque Violeta me hace gestos y sin palabras me pregunta qué tengo.

Yo niego con la cabeza y fuerzo una sonrisa.

Hablan entre todos por un rato más hasta que llega el papá de Ónice en su camioneta. Me imagino que por tener la pierna enyesada no podrá caminar por un largo tiempo. Una pequeña decepción aterriza en medio de mi imaginación. Nunca me he subido a su carro y la experiencia de que tu novio te lleve por la ciudad… ¿he dicho novio? Por Dios, me estoy adelantando. Nadie ha dicho, ni siquiera insinuado, algo de noviazgo.

Me descubro a mí misma haciendo exactamente lo que siempre hago, adelantándome a cosas que ni siquiera han pasado.

—¿Quieres que te llevemos a casa? Me quedas de paso —dice Ónice guiñándome el ojo.

Yo acepto y los sigo hasta la camioneta, cuando Ónice me abre la puerta, saludo al señor Redona. Violeta se sube enfrente, Ónice y yo vamos en la parte de atrás. Su pierna termina descansando en la mía. Violeta va contando algo que ocurrió en el laboratorio, algo sobre una pequeña y accidental explosión causada por uno de los alumnos. El papá escucha a su hija y se ríe cuando debe hacerlo y pregunta cuando se interesa por algo. Observo esa interacción por unos momentos. Sé un poco sobre el señor Redona, sé lo que ha hecho y no envidio para nada tener un papá como él… pero me entristece ver cómo ella puede contarle lo que sea y él la escucha y se muestra interesado. Considero la posibilidad que no fue siempre así, que Violeta ha tenido que perdonarle muchas cosas para llegar a este punto.

Ónice me observa. Me parpadea dos veces seguidas, pero se siente más como un cariño que una señal de confusión. Lo sé porque me sonríe con la misma sonrisa de la biblioteca. Esa que me mostró antes de besarme.

Llegamos a la casa y no hay ningún carro estacionado en la mía.

Mis padres.

La burbuja en la que había estado flotando en la biblioteca finalmente explota. Siento como si trazaran la firma de mis padres con un cuchillo en mi espalda.

Estuve tan enfocada en Ónice que me olvidé por completo de lo que pasaba en mi casa. Había entrado a la escuela sabiendo que pronto me iría. Que pronto me iría de esta ciudad. Ónice no tiene idea. Podría decirle. Podría decirle hoy mismo. Pero no quiero arruinarlo. Ha sido perfecto, hoy ha sido perfecto. Me despido de Violeta cuando Ónice me pregunta:

—¿No quieres pasar?

Me quedo inmóvil. Veo a Violeta y al señor Redona, preguntando a todas las facciones de sus rostros si me dan el permiso.

—Sí, Malvita. Mi papá no cocinará hoy, así que si quieres entrar, hoy es el día.

—No sabía que detestaban tanto mi comida —dice el señor Redona. Suelta una risa suave y me invita a pasar. Yo agradezco la invitación y paso. Me limpio los zapatos en el tapete.

Comemos pizza los cuatro. Violeta y Ónice se insultan de una forma juguetona, pero pesada. Su papá les cuenta sobre su trabajo, al parecer nadie tenía idea a qué se dedicaba realmente. No he entendido pero ha sonado importante. Al terminar, me ofrezco a lavar los platos, pero Ónice rechaza mi oferta.

—No, no, deja que lo haga, así no tengo que hacerlo yo —bromea Violeta.

—Todos sabemos que nunca has lavado un plato en tu vida —le responde Ónice.

Ella hace una señal obscena y Ónice me tapa los ojos juguetonamente para que no vea.

Veo a Ónice disfrutar esto, pero lo hace de la misma forma que disfrutas algo que sabes que se va acabar. De la misma forma que yo disfruto verlo.

Ónice me guía a su habitación. He subido detrás de él con los brazos listos en caso de que se caiga. No creo que sea lo suficientemente fuerte, de hecho si se cae es muy probable que caiga con él, pero la intención es todo lo que cuenta.

Entramos a su habitación de paredes negras.

—¿Todo lo que posees debe ser negro? —pregunto.

—¿Tienes un problema con mi color favorito? —replica.

—No, no, es… acogedor —digo sarcástica.

Ónice se acomoda en la cama y le ayudo a poner su pierna encima de la almohada.

—He pasado tanto tiempo aquí, que ya creé un hueco en el colchón donde quepo perfectamente.

Me río nerviosa. No estoy segura de qué hacer o dónde sentarme. Opto por sentarme en la silla del escritorio. Me empiezo a sentir nerviosa, un poco incómoda, las palabras salen de mi boca como la única opción que queda:

—Entonces… ¿qué hacen las chicas cuando están en la habitación de los chicos?

Ónice me lanza una mirada furtiva, y una sonrisa de gato aparece en sus labios.

—No me refiero a… —El calor sube por mis mejillas.

—Estoy jugando contigo, Malva.

Suelto una risilla con los nervios aún a flor de piel. Veo las paredes en búsqueda de algo más que decir.

—Creo que mi problema con toda esta negrura es que has tapado mis flores —digo con determinación.

—Ah, claro. Las flores —asiente—, recuerdo las flores. Lo lamento, pero flores con crayones no son exactamente la imagen que quería transmitir mientras crecía.

Hago una mueca.

—Puedes hacer otras si quieres.

—¿En serio? —Algo ligero y rápido aletea en mi pecho.

—En el escritorio tengo corrector líquido, tómalo y… escoge tu pared.

No tiene que decírmelo dos veces. Tomo el corrector y escojo la pared de la ventana. Justo en la esquina donde el marco y la pared colindan comienzo mis trazos. No dibujo unas flores. No dibujo nada en realidad. Escribo mi nombre en letras pequeñas. Aquí estuve. Ojalá no lo olvide cuando ya no esté. Ojalá no me olvide.

—Esas no son flores —observa desde su cama.

Niego con la cabeza.

—Está bien, eso que has puesto me gusta más.

Me acerco a su cama y me siento en el borde.

—¿Puedo sentarme a tu lado? —pregunto intentando no sonar tan patética como me siento.

—Puedes hacer lo que tú quieras. Puedes ser quien tú quieras.

Otra referencia a mi carta. Mis cachetes ya no pueden con el dolor de tanto sonreír. Creo que nunca había sido tan feliz en mi vida. Decido ser la clase de persona que se sienta en la cama junto al chico que le gusta.

—La última vez que tuve dolor por tanto sonreír fue cuando hice mi primer vestido y salí a estrenarlo. Me sentía radiante. Talentosa y radiante.

—¿Y ahora cómo te sientes?

—Nerviosa. Especial y nerviosa —concluyo. Ónice me hace sentir nerviosa y especial. Aunque he mentido un poco. No le he hablado del otro tercer invitado. La tristeza se esconde en alguna esquina de mi mente.

Es curioso cómo puedes estar plenamente feliz en un momento y al mismo tiempo sumamente triste porque sabes que terminará pronto.

Me siento a su lado y aprovecho que lo tengo ahorita, y aquí.

—Tú has querido escuchar mis frases favoritas de libros. Ahora yo quiero escuchar tus canciones favoritas… y quiero que me expliques por qué lo son.

Ónice arquea una ceja.

—¿Estás segura? Mi música es muy diferente a la tuya.

—Bien, no estoy interesada en escuchar mi música. Yo ya la conozco. Y yo quiero conocerte a ti. —Hago el intento de repetir las palabras que me regaló en la biblioteca.

Él saca su celular y escoge una canción con la portada en blanco y negro. Presiona *play* y me dejo cobijar por la música. Descansa el celular en su pecho mientras la música nos envuelve. Dejo caer mi cabeza en el espacio que donde quepo a la perfección. Entre su cuello y el hombro. Siento un hueso sobresalir ligeramente y ejercer presión en mi sien. El atrevimiento de esta cercanía me da más valentía para buscar su mano. Mi meñique roza el suyo y él enrolla su dedo pequeño con el mío. Nuestros meñiques entrelazados, como dos hilos bordados en un tapiz extendido en esta esquina del universo. Pienso en los colores del tapiz.

Con su mano libre busca otra canción en su celular.

—Puede que esta sea mi canción favorita… de este año —aclara, como si comprometerse a una canción le resultara condenatorio—, se llama *Seventh Heaven*. Creo que si yo fuera una canción, muy probablemente quisiera ser esta… al menos este año —aclara de nuevo.

Suenan la guitarra y la voz. La canción está en inglés y tengo que esforzarme por traducirla mientras la escucho.

Me enseña otra, se llama *Vincent*, de Don McLean. Esa me pone los ojos llorosos.

Pasamos la tarde escuchando música y hablando. Río más de lo que he reído en mi vida. No nos volvemos a besar, pero yo lo agradezco. No hubiera podido con los nervios. Cae la noche y me percato del sonido del carro llegando a mi casa. Me asomo. El de mi madre ya estaba ahí, el que ha llegado es de mi padre.

Oh, no. Se me olvidó avisar dónde estaba.

Me despido rápidamente de Ónice.

—¡Ventanas abiertas, Malva! —me grita cuando voy a mitad de las escaleras.

Cuando entro a mi casa, ellos ya están discutiendo. Me ven entrar y mi madre suelta un suspiro de alivio. Mi padre, por otra parte, se dirige hacia mí.

—¿Dónde estabas?

Abro la boca para hablar pero me corta rápidamente:

—Fui a la escuela por ti y no estabas. Llamé a tu celular y nada, así que ¿dónde estabas?

Algo sucede en mi cabeza cuando mi padre alza la voz. Es más común de lo que me gustaría. Cuando lo hace, es como si perdiera cualquier habilidad motora o verbal. Me paralizo y no sé qué decir o hacer. Soy la estatua de una niña asustada.

—¡Responde, Melisa!

Me sobresalto como si sus palabras hubieran caído en mi espalda como agua fría. Aquí es cuando empiezo a llorar. No solo porque grita en mi cara, sino porque ha usado mi nombre real.

—No le grites. Está aquí y está a salvo y eso es lo que importa —dice mi mamá detrás de él.

Mi padre se gira y camina hacia ella lentamente.

—Esto es tu culpa —dice bajando el volumen de la voz—, es tu culpa que ella crea que puede hacer sus huelgas y sus juegos y sus manipulaciones, es tu culpa que ella no sepa nada de disciplina.

Mi mamá tensa la mandíbula, sé que está conteniendo sus palabras. No quiere que los vea pelear más. Empiezo a caminar hacia las escaleras y mi padre me toma por el brazo.

—No hemos terminado, jovencita.

Mi mamá cierra los puños y respira hondo. Le cuesta todo su esfuerzo abstenerse de gritarle. ¿Cómo dos personas pueden sacar lo peor de uno y del otro? Mi mamá es un rayo de sol, es puro calor, puro amor, ¿esto es lo que le causa mi padre?

—Nos iremos este domingo, hija. Alista tus cosas, empaca lo que quieras, porque nos largamos de aquí.

—¿Qué? —rompo mi silencio—. Pero… pero aún no termina el ciclo escolar… no puedo faltar…

—¿Ahora sí te importa faltar a la escuela?

Me doy cuenta de que espera una respuesta, pero no se la doy. Adopto una postura falsa de firmeza. Guardo mi silencio, porque todavía me pertenece. Todavía puedo hacer con él lo que yo decida.

—Eres idéntica a ella. —Mi corazón se quiebra como jarrón vacío impactando en el piso. ¿Cuántas veces se te puede partir el corazón antes de que quede irreconocible?

«Eres idéntica a ella». Lo dijo con desprecio. Con amargura. Me duele en cada parte de mi alma, en toda la piel. Mi mente saca conclusiones demasiado rápido. Mi padre detesta a mi mamá, y si yo soy como ella, entonces me detesta a mí también. Soy la encarnación de todo lo que odia de ella. Si nací de amor, entonces he crecido como odio.

Corro deprisa y subo por las escaleras. Cierro la puerta en cuanto llego a mi habitación. Abro la ventana, buscándolo a él. Pero su luz está apagada. Probablemente se ha dispuesto a dormir.

Le doy vueltas a mi habitación y busco regular mi pulso.

Entonces escucho lo que suena como un taladro. El ruido me aturde. Parece despertar a Ónice porque su lámpara se prende. Cuando Ónice logra ponerse de pie, la puerta de mi habitación está siendo removida. Mi padre la ha destornillado. Ahora la toma por los costados y se la lleva. Me quedo viendo el fantasma de mi puerta flotar lejos.

—¿Malva?

Escucho la voz de Ónice, pero no reacciono. Mis manos encuentran mis labios como si conocieran el camino a la perfección. Me mezo ligeramente e intento concentrarme en tres cosas que puedo sentir: mi labio, mi sangre, mi labio, mi sangre, mi labio, mi sangre.

ÓNICE

Cuando llega la hora del descanso, Malva y yo nos vemos en la biblioteca, en el suelo de su estante favorito.

—Mi pequeña huelga no funcionó —dice resignada.

Me lo cuenta todo. Los papeles firmados, la pelea de anoche, la puerta.

—¿Entonces qué pasará?

—Me iré. Ya está decidido.

—¿Sabes cuándo?

—Aún no. —Su mano va hacia sus labios como por instinto y se la tomo. La mantengo ahí, entre mis dedos.

—No puedo creer lo que me he tardado en hacer esto —digo, refiriéndome a sostener su mano. A sostenerla a ella. De haber sabido que no teníamos tanto tiempo… habría hecho muchas cosas diferentes, pero sé que habría empezado con esto. Con su mano en la mía.

Una tristeza se apodera de su rostro y cae en sus hombros, encorvándola, como una flor que ya no aguanta su propio peso.

—Oye.

Voltea sus ojos a mí.

—¿Cómo estás? —le pregunto.

Piensa detenidamente, como si estuviera inspeccionando su interior.

—No quiero… no quiero pensar en eso. —Evade la pregunta, y me decepciono un poco—. Quiero disfrutar el tiempo que tengo contigo, mientras aún lo tengo.

Lo entiendo. Así que decidimos que aprovecharemos los días como si mañana fuera el día en que se va.

MALVA

Saliendo de la escuela, decidimos tomar el camión para ir a mi restaurante favorito de comida argentina. Ónice y yo empezamos con nuestra búsqueda de la mejor comida del mundo. Evidentemente lo he traído a mi mejor opción. Mi padre pedía venir aquí en todos sus cumpleaños. Cuando aún tomaba a mi madre de la mano.

Entramos al restaurante, pero no de la mano. Estoy desarrollando un odio particular hacia ese par de muletas. Ónice se empeña en jalar la silla para que pueda sentarme y lo consigue torpemente. Debo levantarme casi de inmediato para hacer lo mismo para él. Lo encontramos cómico y compartimos risillas. Nunca había visto a Ónice tan… risueño. Es como si finalmente se diera permiso de divertirse.

—Me alegra saber que la caballerosidad no ha muerto —me halaga.

No necesito ver la carta para saber qué pedir. Así que pido por ambos y cuando llega la comida, atacamos la milanesa de res como si nuestra vida dependiera de ello.

—¿Qué te parece?

—Está increíble —dice, con la boca llena.

—Pero ¿es la mejor comida del mundo?

Ónice mastica y traga, se queda pensando. Toma otro bocado y sigue saboreando.

—No… pero casi.

Yo me alegro de su respuesta porque así podemos seguir buscando.

Corto mi carne y la como y la mastico y sonrío. Intento verme normal, natural, completamente tranquila sobre lo que está ocurriendo, pero no puedo. No logro verme tranquila y Ónice lo nota.

—¿Qué pasa? —Me ve con curiosidad.

—Esta es mi primera cita.

Ónice ve a su alrededor y asiente.

—Supongo que sí, esta es nuestra primera cita.

—Sí, pero… también es mi primera cita. —Bajo mi rostro, un poco avergonzada de mi confesión.

—¿Esta es tu primera cita? Refiriéndote a que…

—Nunca había tenido una primera cita.

Ónice deja su tenedor en la mesa y me ve consternado.

—Malva, esta no puede ser tu primera cita.

—¿Por qué no? —Su reacción me ha dejado pasmada, ¿no quiere que esto sea una cita?

—Porque estamos comiendo milanesas en nuestros uniformes de la escuela y ni siquiera he podido traerte yo mismo al restaurante. No, Malva Canedo, esta no es tu primera… nuestra primera cita.

—Como tu digas, Ónice Redona.

Cuando termino mi plato me doy cuenta de que he acabado demasiado rápido, él aún sigue con el suyo. Espero a que termine y me cercioro de que se acabe todo en su plato. Ha dejado la ensalada intacta y debo obligarlo a comerla. El pone los ojos en blanco y se rehúsa.

—Odio las verduras, Malva. No me hagas comerlas.

—¿Odias las verduras? ¿Qué tienes? ¿Siete años? —digo bromeando.

Él finge enojo y le da un bocado a su ensalada. Lo deja en su boca, sin masticarlo.

—Me parece que tienes que masticar eso.

Su boca se tensa como si quisiera impedir un vómito inminente.

Ónice ve a su alrededor y se cerciora de que nadie lo vea. Cuando está seguro, agacha la cabeza y deja que caigan la lechuga y zanahoria sin masticar en el plato.

Abro los ojos como lunas llenas. No puedo creerlo. Eso ha de ser lo más asqueroso que he visto, y aun así no me repugna. Es tan guapo que lo hace ver normal.

—Creo que ya lo entiendo —declaro, completamente iluminada.

—¿Qué entiendes? —Se limpia la boca con la servilleta y la hace bolita.

—La gente guapa nunca es considerada rara. Si fueran feos, serían considerados raros, pero como no lo son entonces dicen otra cosa de ellos. Dicen: «Oh, tiene bastante personalidad» o «Es increíblemente interesante», pero nunca son «raros». Por eso yo soy… eso.

—No sé de qué hablas. Tú eres guapa.

Su comentario me toma por sorpresa. Ónice nunca me ha llamado así. De hecho, hasta ahora, no tenía idea de lo que pensaba de mí. Ni si quiera sabía si mi cara era algo que le gustaba realmente. Me quedo callada. Quieta. Si no me muevo, entonces no dejará de pensarlo. Quizá estoy en el ángulo perfecto donde él puede encontrarme bonita.

—¿Qué? ¿Vas a decirme que no lo sabías? —Abre mucho los ojos, muy atento de la expresión que puse.

Permanezco callada.

—¿Acaso esta es la escena donde la chica descubre que siempre ha sido guapa porque el chico le quita los lentes? —pregunta de nuevo en un tono humorístico.

—Yo no uso lentes —respondo, aún insegura.

—Pero si quisieras usar lentes… espero que sepas que está bien. Creo que se te verían bien —agrega rápidamente, tropezando con sus palabras.

—¿Quieres que use lentes? —pregunto confundida por el hilo de la conversación.

—Solo si tú quieres.

—Pero no necesito lentes.

—Pero si un día necesitas lentes, espero que sepas que puedes usarlos.

—¿Crees que debería hacerme un examen de vista? —No entiendo qué es esta conversación o de qué estamos hablando.

—Eres bonita, Malva —Ónice se frustra—, y te verías bien con lo que sea. Usando lo que sea, o vistiendo lo que sea, con algo o sin nada.

Los dos reaccionamos al mismo tiempo, pero nuestras reacciones no pueden ser más opuestas. Él sonríe, dándose cuenta de cómo ha sonado y me otorga una mirada divertida. Por mi parte, mis manos han comenzado a sudar. Nunca he pensado en mi cuerpo desnudo como algo que alguien quisiera ver. Nunca he tenido que preocuparme por mi figura o la falta de ella. Mi ropa favorita es la que te impide imaginarte cómo sería mi cuerpo, no por una razón de inseguridad, sino de libertad. Pero ahora, que existe la posibilidad de que Ónice quisiera verme… mi piel entera se vuelve un blanco de escrutinio.

—Oye, es una broma, tranquila. —Me ofrece dos parpadeos seguidos.

La tensión abandona mi cuerpo lentamente, se toma su tiempo recorriendo mi piel. Me toma bastantes segundos regular mi pulso.

—Deberías destrozar la ensalada —cambio el tema apresuradamente—, una vez escuché que a veces, cuando la comida está intacta, la reutilizan para dársela a otros clientes. Así que debes despedazarla para que no puedan usarla. No queremos tu saliva en boca de alguien más.

—No lo sé, siento que ha de haber alguien allá afuera al que le apetezca probar mi saliva.

—Sería un milagro que haya alguien allá fuera que no lo haya hecho aún —digo jocosamente mientras despedazo sus verduras con mi tenedor y cuchillo. Es obvio que Ónice ha besado a más personas antes de mí. He tenido mi primer beso, pero yo solo he sido su más reciente.

—¿A cuántas personas crees que he besado? —pregunta indignado.

—No lo sé, ¿a cuántas fiestas has ido? —replico mordaz.

No tiene sentido sentir celos de besos que sucedieron antes de mí, pero no sé cómo explicárselo a mi cabeza de una forma que entienda. Especialmente viviendo tantos años justo al lado de su casa, viendo cómo entraban decenas de chicas a su casa, sería una tonta pensar que no ha besado a una gran cantidad de ellas.

—No sé en qué concepto me tengas, pero debes saber que no han sido tantas. Mucho menos tantas que realmente haya querido conocer.

La suspicacia se refleja en mis ojos, pero no volvemos a hablar sobre el tema.

Ónice paga la cuenta y tomamos el transporte hacia casa.

Ha traído su propia colección de retos lograr que Ónice salte las escaleras del camión, pero se logra finalmente. Escogemos el asiento del fondo, donde él puede extender la pierna.

—Tengo algo para ti —me dice buscando algo en su mochila. Lleva la corbata semideshecha y siento brillantina en mi estómago cuando veo un cabello rosa en su hombro. En mi espacio favorito. Ahí he estado.

Ónice saca sus audífonos, esos que aún tienen un cable adjunto.

—Saca tu celular, quiero enseñarte una canción.

Me muerdo el labio inferior. Sospecho que esta es una de esas cosas que él encontrará extrañas.

—No tengo celular —le confieso.

Ónice me ve como si le estuviera mintiendo.

—Mientes, Malva.

—No miento, Ónice —repito su nombre en el mismo tono acusatorio que él ha usado.

—Le mandaste un mensaje a Violeta, ¿vas a decirme que fue una paloma mensajera?

—¡Siempre he querido una paloma mensajera! —exclamo, imaginando por un segundo cómo sería. Decido en mi mente que si yo fuera un ave me gustaría ser una paloma mensajera.

—No creo que existan —replica.

—Claro que existen, no son criaturas mitológicas.

—Me refiero a que no creo que haya gente que tenga palomas mensajeras hoy en día.

—Yo creo que sí.

—Tú crees muchas cosas raaa… —antes de que termine su oración se percata de mi expresión—…cionales. He dicho racionales.

Entrecierro los ojos dándole a entender que me he dado cuenta.

—Bueno, tu celular por favor —insiste, regresando al punto inicial. Extiende la mano esperando que se lo dé.

Saco el aparato de mi mochila y lo coloco en su mano. Ónice lo ve sin expresión alguna.

—¿Qué es esto? —pregunta monótonamente.

—Mi celular —digo encogiéndome de hombros.

Él me observa y parpadea lentamente.

—¿Vas a decirme que no crees en los celulares normales?

La idea me hace gracia, pero adopto el mismo tono serio y monótono que él.

—La radiación no es un chiste —declaro.

No parece encontrarlo gracioso, así que decido explicar.

—La verdad es que he tenido celulares normales, de esos que puedes tocar la pantalla y no se doblan… pero siempre termino rompiéndolos. Así que mi padre me dio este para emergencias hasta que «aprenda el valor de las cosas». En mi opinión él es el que debería aprender el valor de las cosas, o en este caso las personas, o en este caso mi madre —murmuro esto último de la misma forma en que lo hago cuando hablo sola.

Ónice me toma la mano y mis pensamientos se calman. Me toma por sorpresa el frío de su piel en contraste con el calor de la mía. Coloco esto, él sosteniendo mi mano, en la lista de mis sensaciones favoritas, de esas que me dejan un poco mareada y de la mejor manera. He descubierto que sostener su mano es como sostener la respiración. Como querer ver cuánto tiempo puedes aguantar sin desmayarte.

—Bueno, tendremos que usar el mío entonces.

Ónice saca su celular y conecta los audífonos. Coloca un audífono en mi oreja y el otro en la suya. Hay algo extremadamente familiar en esta cercanía. Como si ya la hubiera vivido antes y al mismo tiempo es como si fuera la primera vez que la experimento. Me doy cuenta que hemos cambiado tanto, y al mismo tiempo nada porque esto se siente familiar, se siente como casa.

—Esta canción se llama *Time in a Bottle* —le reproduce—, es para ti.

Requiere toda mi capacidad mental traducir la canción. Todos los años de ejercicios de *listening* finalmente van a pagar su precio.

Si pudiera guardar el tiempo en una botella,
lo primero que me gustaría hacer
sería guardar todos los días hasta que la eternidad pase,
Solo para pasarlos contigo,
(...)
Pero nunca parece haber suficiente tiempo
para hacer las cosas que quieres hacer
una vez que las encuentras,
He buscado suficiente para saber
que eres con quien quiero pasar el tiempo.

La música acaba y el silencio vuelve a sentarse en medio de nosotros. Si hubiera escuchado con suficiente cuidado, si mi suspiro no hubiera sido tan ruidoso, habría escuchado algo romperse en mi pecho.

No quiero pasar los días pensando en el final. No quiero pasar los días pensando en el adiós inminente que se avecina.

—Aún falta mucho para que me vaya —lo consuelo con una mentira que es bálsamo para ambos.

—¿Cómo lo sabes? —pregunta deseoso.

—Vamos, mi padre no me sacaría a la mitad del ciclo escolar —miento.

Cuando nos bajamos, empiezo a caminar a su lado y rumbo al espacio grande donde mi casa deja de ser mi casa y se convierte en la de él.

—Si no tuviera estas muletas, te tomaría de la mano todo el tiempo.

Ónice se despide de mí y me besa con ternura.

—Si no tuviera que irme, te tomaría de la mano todo el tiempo —digo, y sus ojos se entristecen porque sabe que no me refiero a este instante. Sino a ese que no sabe exactamente cuándo llegará, pero espera que sea lejano. Que se tarde en alistarse y venga por mí más tarde.

Cuando éramos niños, y el sol se preparaba para dormir, solíamos rogarles a nuestros papás que nos dieran más tiempo para jugar en la calle. A veces tocaba rogarle a la mamá de Ónice, otras veces tocaba a mi mamá. No queríamos que se acabara el día. Queríamos seguir jugando. Siempre terminaban dándonos «cinco minutos» que luego se convertían en diez y de pronto en una hora.

Ahora, sé que no importa cuánto le ruegue a mi papá, nada impedirá que él mismo baje el sol y me arrastre con él.

No quise decirle cuándo me iré. Ónice es un gato en mi ventana y temo ahuyentarlo. De haberle dicho que me iba más pronto de lo que él pensaba, temí que no quisiera intentarlo. Que no quisiera arriesgarse a empezar algo que pronto acabará. Pero yo quiero que empiece. Quiero que haya habido, aunque sea por un momento, un «Ónice y Malva». Quiero pertenecerle, de la misma forma que quiero que él me pertenezca. Ha sido una mentira blanca. Una mentira que nos dará una semana perfecta.

ÓNICE

—No estoy seguro de que un pastel de zanahoria cuente como comida —objeto. Estamos en el escritorio de la señora Dodi. Le contamos nuestra misión de encontrar la mejor comida del mundo y ella ofreció su receta personal de pastel de zanahoria.

—¿El pastel se come? —pregunta amargamente.

—Sí.

—Entonces es comida, niño. Ahora, coman.

Malva y yo metemos nuestros tenedores y atacamos el pastel. En cuanto toca mi boca, deseo que no lo hubiera hecho. Es la cosa más asquerosa que ha existido. Sé que Malva piensa lo mismo por la mirada que ha puesto. Estoy a punto de escupirlo en el plato cuando Malva exclama:

—¡Está delicioso! Gracias por tomarte el tiempo de hacerlo. —Traga con dificultad—. ¿Verdad, Ónice? ¿Está delicioso?

—Increíble, Dodi. Gracias por… mostrarnos tu talento culinario —digo con la boca llena de un pastel que me rehúso a masticar.

Me lanza una mirada furtiva, obligándome a tragar. Así que lo hago, así sin masticar.

Malva y yo contenemos nuestra risa. Me encanta verla así. Feliz. Sus labios se curvan perfectamente. Noto un poco de sangre seca en su labio inferior y algo me aplasta el pecho.

—¿Tengo algo? —Malva se limpia los labios con el dorso de la mano.

Coloco una de mis muletas a mi lado y la apoyo en el escritorio.

—Sí —miento—, justo aquí. —Con mi brazo libre la tomo por la cintura y beso su labio inferior.

—Nada de eso aquí, niños. Vayan a su estante. —Dodi nos ahuyenta con las manos—. Fuera de aquí.

Malva y yo soltamos una risa y nos refugiamos en nuestro estante favorito.

MALVA

Ahí, sentados en el suelo, explotamos en un beso y nos desintegramos. Nos convertimos en polvo, y una parte de nosotros queda para siempre entre los estantes y los libros.

ÓNICE

Estamos esperando a que llegue mi padre por nosotros. Violeta, Siena y Malva hablan sobre el final de temporada de una serie de duques y condesas. Alex aparece de entre los arbustos y abraza a Siena por detrás. La levanta con fuerza y ella se queja y pide que la baje, pero por su cara puedo ver que le ha encantado. Malva y yo intercambiamos miradas. Si no tuviera estas muletas de mierda, tomaría a Malva y le llevaría en brazos a cualquier parte. Ella parece leer mi frustración porque me parpadea dos veces seguidas. Este gesto se ha convertido en nuestro pequeño secreto. Nuestro pequeño idioma que de alguna forma entendemos.

Alex saca unas hojas de su mochila y las reparte entre todo el elenco. Verdaderamente este se ha convertido en «el elenco».

—Están cordialmente invitados a una clase de cómo preparar tu propia leche de almendra.

—¿Qué te hace creer que quiero aprender una estupidez como esa?

—Mira, Violeta, antes de que vengas con tu actitud de mierda, debes saber que estos panfletos debían ser repartidos hace días. Tengo un solo trabajo y ese es llenar el estudio de mi mamá con clientes… claramente, se me olvidó. Así que no solo estás invitada a aprender cómo hacer tu propia leche de almendras. Estás obligada a hacerlo y a disfrutarlo porque eres mi amiga y me amas.

Violeta lo observa, insatisfecha con su explicación.

—Te juro que te lo compensaré.

Violeta pone los ojos en blanco y guarda el panfleto en su bolsa.

—Aquí dice que es este viernes —menciono, obviando el hecho de que la fiesta en casa de Siena es este viernes.

—-Sí, pero mira, es a las siete. Terminaremos justo a tiempo para la fiesta.

Ni uno de nosotros se ve convencido, salvo por Malva que está leyendo cada aspecto del panfleto y coloca su entusiasmo justo en el centro de sus pupilas. No creo que Malva sea invitada a muchas cosas, me imagino que una salida entre amigos es sumamente especial cuando es justamente de lo que careces.

—Yo haría lo que sea por ustedes —Alex me observa con complicidad—, lo que sea. Son mi manada, son…

—-Okey, iremos —lo interrumpo antes que inicie con su rollo de manadas y lobos.

De camino a casa, Malva y yo concluimos que la leche de almendra cuenta totalmente como comida.

—¿La almendra se come? —pregunta Malva, imitando la voz de la señora Dodi.

—Sí —asiento lentamente con la cabeza.

—Entonces es comida. —Nos sonreímos. La clase de sonrisa que odias ver en otras personas porque te recuerda que no tienes eso, salvo que yo sí lo tengo. La tengo.

MALVA

Escogí una de mis faldas más simples. Es corta y de mezclilla. Arriba me puse un top blanco y escotado. No ofrezco mucho en mi escote, pero el top ayuda. No puedo creer que ahora me importan esa clase de cosas. Sé que a Ónice le gusto, pero quiero gustarle de verdad. Quiero que me vea y le guste lo que ve. Me pongo roja de solo pensarlo.

Dejo una nota en la mesa explicando dónde estaré esta noche. La escribo con pluma negra. También informo que llevo mi teléfono de emergencias, así que pueden contactarme por ahí. Decido informar y no pedir permiso, porque a mí nadie me pidió permiso para arruinar nuestra bonita familia.

Entro a la habitación de Violeta y ella me chifla.

—Las tenías bien escondidas —dice señalando mi busto.

No puedo contener la risa que escapa entre mis dientes. En serio, no ofrezco mucho. De hecho, ofrezco muy poco, pero el comentario de Violeta me llena de un poco confianza.

—Te ves bonita, Malva. En serio —me dice en la cara, como si supiera que no me lo termino de creer—. Ahora vamos a ponerte… impresionante.

Violeta me sienta frente a su tocador. Una cantidad anormal de maquillaje se extiende por toda la superficie. Es como un paraíso, salvo que todos los colores son oscuros o neutros, o uno que otro morado o azul eléctrico. No encuentro ningún rosa, lila, amarillo. Violeta toma la base y empieza a maquillarme.

Al cabo de un rato escuchamos el toque de la puerta y esta se abre.

—Hola, ¿todo…bien?, ¿todo en orden?

—¿Qué, Ónice? ¿Miedo de que te robe a tu novia?

Me quedo quieta. Esa fue una broma horrible. Violeta me sigue maquillando, así que no volteo a ver a Ónice. No puedo saber qué reacción o cara ha puesto.

—Quiero verte intentarlo —dice sonando seguro de sí mismo.

—Va, lo tomaré como un reto personal —responde, igual de segura.

Un silencio. Un silencio largo.

—Por favor no lo hagas, Violeta —dice y su voz es como la de un niño.

Violeta deja de maquillar mi mejilla y se toma el tiempo para verme a los ojos.

—Sí, Violeta. Por favor no lo hagas —repito.

—De acuerdo —concluye y sigue maquillando.

Cuando Ónice se va, deja la puerta abierta. Ella y yo soltamos una risa.

—No te preocupes, Malva. No eres mi tipo.

—No puedo decir lo mismo de ti, tú y Ónice son bastante parecidos —bromeo.

—Con la diferencia de que yo soy guapa.

Violeta termina al cabo de unos minutos y me voltea al espejo. La persona que veo es alguien que no reconozco. Me ha afilado algunas facciones y redondeado otras. Es como una especie de ilusión óptica en la que apenas si puedes percatarte de que en realidad se trata de maquillaje. Me siento como otra persona. Creo que me veo bien, no estoy segura. De acuerdo con Violeta me veo casi tan guapa como ella.

De cualquier manera he disfrutado enormemente el proceso.

—Gracias por ayudarme, Violeta.

—Claro que sí, no podía dejarte ir a la fiesta con tu maquillaje de siempre. ¡Demasiados colores! ¡Demasiado…todo!

Me río, cada vez entiendo más cuándo bromea y cuándo no. Esta es la clase de información que almaceno sabiendo que no la volveré a utilizar a partir de mañana.

Fui yo la que le pidió que me ayudara con el maquillaje. Quería verme bonita. La clase de bonita que sé que a Ónice le gusta. Este será el último recuerdo que tendrá de mí.

ÓNICE

Violeta me llama. Me informa que Malva está maquillada y lista para ser vista. Cuando abro la puerta lo primero que noto son sus piernas largas. Lleva una falda corta que las deja al descubierto. No hay ninguna calcomanía en sus rodillas o muslos. De hecho no hay ninguna calcomanía en todo su cuerpo. Se ve guapa. Pero yo pienso que Malva se ve bonita con todo. Es solo que ahora se ve… diferente. No se ve mal, eso es por seguro, pero no se ve como ella.

—Di algo, idiota —Violeta me regaña.

Malva me ve, deseosa de saber mi opinión.

—¿A ti te gusta?

Malva asiente con la cabeza.

Si está feliz, si a ella le gusta, entonces a mí también.

—Entonces me encanta.

MALVA

Somos cinco personas en un salón diseñado para doce personas. Y uno de nosotros es Alex. Más de la mitad del salón está vacío. Esto no se ve nada bien para nuestro amigo. Su mamá se ve disgustada.

—Bienvenidos, bienvenidas, a la primera clase en todo el estado de leche de almendra.

Suenan aplausos de golf por el salón.

—Mi nombre es Susana y yo seré su guía. —Hace sonar un gong miniatura.

Una música mística y ambiental suena por una bocina.

La señora Susana es una mujer de facciones severas y voz tenue. Es tan diferente a Alex que ni siquiera habría pensado que se trataba de su madre si no me lo hubieran hecho saber antes.

Escuchamos pasos detrás de nosotros y volteamos a ver a la persona nueva que acaba de incorporarse a esta mágica clase.

Es nada más y nada menos que la señora Dodi.

—¡Invitaste a Dodi! —le grito a Alex, completamente regocijada.

—Claro, es nuestra mejor amiga.

Totalmente. Dodi es, oficialmente, parte del elenco.

¿O mandada?

—En parejas, por favor, acérquense y tomen lugar en las mesas.

Alex y Siena toman una mesa. Siena se acomoda nerviosamente su ropa cuando la mamá la observa.

Violeta intercambia miradas con Ónice y conmigo y saca su propia conclusión.

—Me toca la anciana, genial —murmura. Ella y Dodi se incorporan a una de las mesas.

Ónice y yo nos acercamos a una mesita y vemos todos los ingredientes. Hay una cantidad exponencial de almendras en un tazón con agua, filtros de café, vasos de vidrio con tapadera y un procesador de alimentos.

—La leche de almendras tiene su origen en la región mediterránea…

Le lanzo una mirada a Violeta, ella pone los ojos en blanco. Se nota que preferiría estar en cualquier lugar que no fuera aquí.

No solo aprendemos el origen de la leche de almendra, sino aprendemos acerca del debate de si la leche de almendras debería considerarse «leche».

—Tengo mi postura —le susurro a Ónice.

—¿Cuál es tu postura?

—Creo que si la leche de almendras quiere llamarse leche, y quiere que otros la llamen leche… entonces hay que llamarla leche.

—Claro que piensas eso. —Se me acerca y me besa la frente con fuerza. Se siente increíble. Como un masaje en la frente.

—Hazlo otra vez —le pido.

Él no lo cuestiona y obedece. Me planta otro beso, esta vez con menos fuerza.

—No, no, me gusta que lo hagas fuerte. Bésame fuerte en la frente —susurro.

Él no se inmuta ni tantito. Me vuelve a besar, esta vez con más fuerza. Me tambaleo un poco, pero me detengo a tiempo.

Susana, nuestra guía, madre de Alex, se aclara la garganta y me observa como si hubiera interrumpido la perfecta armonía y paz del lugar.

—¿Por qué no empezamos a elaborar la leche? —dice tensando su rostro.

ÓNICE

No tengo idea de qué hacemos aquí. Esto es, posiblemente, lo más extraño que he hecho. Y eso que yo ya caí por una colina persiguiendo un queso rodante.

Al parecer hacer leche de almendras es bastante sencillo. Debes remojar almendras por ocho horas. Las nuestras ya están remojadas, así que lo que sigue es triturar las almendras. Una vez que están trituradas, pasas ese producto a través de un filtro de café y dejas que caiga en uno de los vasos.

En poco tiempo, todos contamos con una gran cantidad de botellas llenas de leche de almendra.

—Todo esto pudo haber durado diez minutos desde un inicio —reclama la señora Dodi.

Violeta se inclina y le susurra algo al oído y la mujer se carcajea como nunca la he visto hacerlo. Incluso Malva se sorprende.

—Ella nunca se ha reído conmigo de esa forma —me dice Malva, completamente celosa.

Hay tantas cosas que aún no descubro de ella. Como si es celosa o no. Veo que lo es con la señora Dodi, pero ¿lo será conmigo? Me queda tanto de ella por explorar. Hago todo el esfuerzo por verla respetuosamente, pero se ve demasiado bien. Quiero tomar su cintura entre mis manos y besarla. Quiero besarla donde ella quiera que lo haga.

—Entiendo, pero es importante que antes de tocar sus frutos, conozcan dónde han sido sembrados —explica Susana como si hubiera tenido sentido lo que dijo.

—Las almendras no son frutas —alega Violeta tajantemente. Ahora es la señora Dodi la que le susurra algo al oído y Violeta se ríe.

Malva frunce el ceño de esa forma que hace que sus cejas se conviertan en gusanos apunto de besarse.

Le doy un beso fuerte entre los gusanos y ella se anima.

—¡Ah!, se siente increíble.

Ataco su frente con besos fuertes y ella estalla en risas.

—No puedo creer que pagué por esto—le dice Dodi a Violeta mientras salimos todos del salón.

—Igual, hermana —le responde.

Todos cargamos al menos dos botellas de leche de almendra. Por alguna razón Violeta ha terminado con cuatro. Las abraza sobre su pecho impidiendo que se caigan.

Malva aparta a la señora Dodi y se quedan platicando. Malva se hace chiquita mientras habla. No alcanzo a escuchar, pero Dodi la abraza de pronto.

—¿Qué se supone que haremos con toda esta leche? —inquiere Violeta, recuperando mi atención.

—Podríamos llevarla a la fiesta y dársela a los que estén borrachos. Podemos decirles que es rompope —sugiere Siena.

—Tengo otra idea —declara Alex—, es hora de compensar que has venido, Violeta.

Malva y la señora Dodi se despiden con un abrazo. Puede que sea mi imaginación, pero parece que a Dodi se le llenan los ojos de lágrimas.

Malva aparece, con los ojos rojos y parpadea varias veces como queriendo espantar las lágrimas. Me vuelvo a Dodi y se despide de nosotros con una sonrisa triste. La veo entrar a su carro y desaparece doblando la calle.

Mi padre nos prestó la camioneta para esta noche. Siena conduce y Alex va de copiloto. Malva va conmigo en medio, sosteniendo mi pierna en la suya y Violeta se queda en el último asiento.

—¿Puedes decirnos a dónde vamos? —demanda Violeta, alzando la voz para que Alex la escuche encima de la música.

—¡Vamos a vengarnos! —Alex le sube el volumen a la música y suelta un aullido.

Violeta y yo nos miramos, confundidos, pero no lo cuestionamos. Estamos aquí por el viaje.

Las luces de los postes bailan en el rostro de Malva. No puedo dejar de verla. La ventana va abierta, y aun así me quita el aliento. El rosa de su cabello se pinta de las luces amarillas y baila en el aire, golpea su rostro y ella no hace el intento de peinarse. Sus ojos absorben todo lo que pasa allá afuera, como si no quisiera perderse nada. Estiro el brazo buscando su mano, pero no la alcanzo. Está demasiado lejos y moverme no es posible por mi pierna estirada. Imagino que lo logro. Imagino que sostengo su mano como si se tratara de su mismo corazón. La música resuena en mi pecho y yo le doy golpecitos con mi pulgar al dorso de su mano. Le doy pulso al corazón y va al ritmo de la música. Todo esto pasa en mi imaginación.

Al cabo de unos quince minutos nos encontramos en una de las zonas más costosas de la ciudad. Unas casas enormes se extienden hacia el cielo. Carros de lujo en cada cochera. Sé exactamente dónde estamos y Violeta también. La única que está en completa confusión es Malva.

—¿Qué hacemos aquí? —pregunto, hablando por encima de la música.

Alex baja el volumen y Siena estaciona el carro frente a la casa de Esme.

—Buscamos justicia —declara Alex, con una mirada maniaca en su rostro.

—Esa es la casa de Esme —explica Siena, apuntando a la casa blanca con el pequeño sendero que guía hacia la entrada, como si esa fuera explicación suficiente sobre el porqué estamos aquí.

—No entiendo qué está pasando —Malva tensa los labios con completa incomodidad. No ha de ser lo más placentero del mundo estar frente a la chica que fue horrible con ella, pero puedo asegurarle que esto no está siendo placentero para ninguna persona en estos asientos de atrás.

—Esto, Malva, es por ti… y por Ónice, y por Violeta. Pásame una botella —Alex extiende su mano y Siena le coloca una botella de leche de almendra en ella compartiendo la misma sonrisa loca. Alex aspira rápidamente por la boca y grita mientras se baja del carro. Corre por el sendero y se detiene a un metro de la puerta. Entonces Alex estrella la botella en la puerta y esta explota cuando impacta en la madera. Me quedo boquiabierto mientras lo veo regresar corriendo al auto. Mi mejor amigo, en ningún momento, ha dejado de gritar.

Malva, estupefacta y completamente atónita nos observa a todos cómo si no creyera lo que acaba de pasar.

—¿Eres imbécil? —le grito a Alex una vez que se sube a la camioneta y termina de gritar.

Violeta está callada, no me ofrece ninguna señal de cómo se siente o qué piensa.

—¡Estoy haciendo esto por ustedes! Te dije que te lo iba a compensar, Violeta. —Alex la señala y le sonríe, aún con la adrenalina en la punta de los dedos.

—Mi turno. —Siena toma una botella.

—Espera, espera, espera —la detengo—, no podemos hacer esto.

—¿Por qué no? —pregunta Siena, como si no lograra entender la gravedad del asunto. Entiendo, por su rostro y la forma en que no parece reaccionar, que genuinamente no lo entiende.

—¿Porque es peligroso?, ¿porque pueden romper algo?

—Porque ella puede salir descalza y cortarse con un vidrio hasta desangrarse y morir —agrega Malva, en pánico.

Alex y Siena intercambian miradas y terminan por observarme, esperando que diga algo. Yo solo asiento la cabeza lentamente, dándole toda la razón al huracán de cabellos rosa.

—¿Entonces qué propones que hagamos? —dice irritada, como si le hubiéramos cancelado el plan más divertido del mundo.

—Podemos irnos —sugiero.

—Tal vez... —Malva comienza a hablar—, tal vez podríamos hacer otra cosa...

La volteo a ver, intrigado. ¿Malva Canedo quiere venganza?

—¡De eso estoy hablando! —exclama Alex, frotándose las manos—, ¿qué sugieres?

—Podemos... —Su sonrisa es tímida y malévola—. Podemos escupirle a todas las botellas y las dejamos en su puerta. Ella creerá que es un regalo lindo pero en realidad estará bebiendo nuestra saliva.

Si no fuera porque lo dice completamente seria, me reiría.

—Okey, esa es una idea —dice Alex—, ¿qué tal si hacemos eso, pero con nuestra pipí?

—Eso es asqueroso —susurra Malva.

—Perfecto, llevo queriendo ir al baño desde que conocí a tu mamá —agrega Siena, aceptando la idea.

—¿Por qué alguien se tomaría las botellas de leche de almendra que dejaron anónimamente en la puerta de su casa? —pregunto antes de que continúen con este estúpido plan.

—Porque es un regalo —murmura Malva.

Un ruido afuera del carro nos distrae. La puerta de la entrada se abre y Esme aparece. Primero nota los trozos de vidrio roto en su suelo, después sube la mirada y de haber estado en su lugar nos habría visto a todos asomados por las ventanas de la camioneta con una cara de pánico.

—¡¿Ónice?! —pregunta Esme, perpleja, desde la entrada de su casa.

—Ya estuvo —dice Violeta, contorsionando su cuerpo para trepar por encima del asiento que nos separa. Cuando lo logra, se dispone a abrir la puerta. Se baja, furiosa—. Dame una botella, Alex.

—¿Qué vas a hacer con ella? —pregunta Alex antes de tragar saliva fuertemente.

—¡Dame la maldita botella! —Lo ve con ojos asesinos.

Alex le pasa una botella de leche de almendra y temo lo peor. Violeta camina con pasos decididos hacia nuestra ex.

—Violeta, hablemos por favor. —Esme levanta las manos.

Violeta, por su parte, se enfoca en usar todas sus fuerzas para abrir la botella. Cuando finalmente lo logra ya está frente a Esme. Alza la botella y deja que la leche se derrame en toda su cara dejándola empapada.

—¡Esto es por engañar a mi hermano! —exclama Violeta.

—¡¿Estás loca?! —grita Esme.

Algo detrás de Esme se mueve. No es un algo, es un alguien. Su padre aparece detrás y Violeta viene corriendo al carro. Entra y se lanza al asiento de atrás grácilmente.

—¡Vámonos ya! —grita Violeta— ¡Arranca!

Siena obedece. Salimos de ahí a toda velocidad. Alex sube el volumen de la música y no dejamos de reírnos.

—Mi pulso está como si me fuera a morir —Violeta me comenta al oído desde el asiento de atrás.

Le ofrezco mi mano y ella la acepta. La aprieto con fuerza.

—En serio lo siento, Ónice —dice Violeta con sinceridad.

—Lo sé —respondo.

MALVA

El viento entra por las ventanas y baila entre nuestros cabellos al son de la música. Mi corazón corre más rápido que la camioneta del papá de Ónice. Alex y Siena van cantando la canción y me imagino cómo sería hacer eso con Ónice. Cantar a todo pulmón. Decido que puede suceder. Me desabrocho el cinturón de seguridad y me acerco al oído de Alex. Le murmuro lo que quiero y él asiente. En menos de siete segundos cambia la canción y *Seventh Heaven* suena en toda la camioneta. Regreso a mi asiento y veo el rostro de Ónice. Se ve radiante. Comienzo a cantar y él me observa. Pasan seis líneas de la canción para que él se anime a cantar a todo pulmón. Los demás se unen y nunca en mi vida me había sentido tan acompañada. Tan abrazada. Somos cinco voces que se unen en una y eso es suficiente para aturdir el día de mañana.

Llegamos justo a tiempo. Al parecer Siena y Alex se encargaron de dejar todo listo porque cuando entramos la cocina está repleta de vasos, refrescos, papas y ya hay una hielera llena de latas. Hay luces colocadas, listas para prenderse. Decido que esa es la ayuda que brindaré. Conecto las luces y doy por terminada mi sesión. Ónice desaparece de mi campo de visión y me dispongo a buscarlo. Siena me pide ayuda para prender la bocina, interrumpiendo mi búsqueda. Alex pone el resto de las botellas de leche de almendra en la mesa frente al televisor. Con un poco de suerte, algún fanático de la leche de almendra las encontrará y se las terminará. Yo dejé la mía en el refrigerador… planeo llevármela conmigo mañana. Esta fue una de las mejores noches de mi vida, y apenas comienza.

Las personas empiezan a llegar y de pronto la casa de Siena está inundada de música y personas. Esta es la primera fiesta donde no me encuentro encerrada y viendo todo por una ventana. Finalmente experimento todo en mi piel. La música me envuelve por completo y los hombros de desconocidos me rozan al pasar. Me siento completa y totalmente viva. La idea de que esta vida termine para siempre… es un pensamiento que decido guardar en una cajita para el día de mañana.

—¿Has visto a Ónice? —le pregunto a Alex, que de alguna forma ya se ha terminado tres latas de cerveza.

—Lo he visto muchas veces —dice. Le da el último trago a su bebida y me deja con mi pregunta sin responder.

Doy vueltas sobre mi propio eje, buscando a dónde ir. No veo a Violeta por ningún lado. Mucho menos a Ónice. Sigo dando vueltas al son de la música cuando unos brazos me detienen.

Las luces rojas y azules que brillan intermitentemente no me permiten distinguir el rostro de quien tengo frente a mí.

—Malva, ¿cierto? —me pregunta un ser humano cubierto de tatuajes. Ha tenido que acercarse a mi oído para que logre escucharlo.

—Tal vez, ¿quién pregunta? —alzo la voz por encima de la música. Mi respuesta lo hace sonreír.

—Sol —dice.

Estoy a punto de preguntar quién rayos es Sol, pero el ser humano repleto de tatuajes busca algo en los bolsillos de sus pantalones rotos. Ese algo se trata de un crayón. Lo coloca frente a mi cara y me ilumino por completo.

—¡Sombra! —ahora lo recuerdo. Sol es el chico de la fiesta de Ónice. Lo recuerdo porque le di el crayón «Sombra». Él asiente—. ¿Qué haces aquí?

Le da un trago a su vaso rojo y se encoge de hombros.

—Me invitaron.

Obviamente. Esa fue una pregunta estúpida de mi parte. Quiero decir algo interesante, más no se me ocurre nada, así que regreso al lugar donde me siento más cómoda.

—¿Sabías que ese crayón fue introducido en 1997?

—No lo sabía —dice, divertido… o fingiendo diversión. No estoy tan segura de esas cosas ahora.

—Sí… y aún lo producen, así que si lo pierdes, ¡puedes encontrar otro!

—No planeo perderlo —me guiña.

—¿Sabías que hay otro crayón llamado «Sombra»? Bueno, en realidad se llama «Sombras Negras». Está rodeado de plástico, y cada crayón tiene dos tonos de color. De hecho el compañero de «Sombras Negras» es «Negro Misterioso».

Sol asiente con la cabeza, prestando perfecta atención a mis palabras.

—Sabes, casi no te reconozco con este maquillaje.

—Oh…Okey. —¿Qué se responde a eso?

—Me gustabas más antes.

Abro mucho los ojos. Volteo a mi alrededor por si se equivocó de persona, pero no. Parece hablarme a mí. Siento el calor en mis mejillas. No tengo idea de cómo contestar. Si existe una guía sobre esto, me temo que no me la he leído. Doy un paso para atrás porque noto lo cerca que está.

—Tú no me gustabas antes —respondo porque es lo primero que sale de mi boca.

—¿Y ahora? —me pregunta retomando la cercanía.

Hago un sonido de incomodidad y me hago chiquita. Decido correr, porque no tengo idea de qué otra cosa hacer. Salgo de la casa y recupero mi aliento. Ahí, Ónice aparece por la puerta de al lado que conecta con su patio.

—Malva ¿qué haces aquí?

—¿Qué hago yo aquí?, ¿qué haces tú aquí? —pregunto de vuelta porque no tengo ningún ánimo de repetir la escena que ha ocurrido dentro de la casa.

Ónice sonríe al suelo y da unos pasos con sus muletas.

—Acompáñame al patio.

—No. He estado esperando todo este rato para estar contigo en la fiesta y me dejaste sola.

—Lo siento, pero necesito que vengas conmigo. —Él sigue sonriendo, como si mi pequeño enojo le causara gracia.

—No, Ónice, ¿por qué no entras conmigo a la fiesta?

—Porque quiero estar contigo en el patio. —Me extiende la mano para que lo acompañe y yo la rechazo.

—¿Te avergüenza que te vean conmigo? —suelto la pregunta que me había estado molestando desde esa vez que no me presentó a sus amigos.

—¿Qué?

—¿Por eso no me presentaste con tus amigos?, ¿por eso te gusto más así? —alzo la voz. Aún no responde y yo ya he sacado mis propias conclusiones porque estoy a punto de llorar.

Ónice sacude la cabeza, confundido.

—Malva, me gustas de cualquier manera… ¿de dónde viene esto?

Algo capta la atención de Ónice detrás de mí y volteo.

Sol me ha seguido a la entrada de la casa y ahora nos observa a ambos. Muerde el crayón entre sus labios como si se tratara de un cigarro. Ha de creer que se ve cool, pero yo solo pienso en el terrible sabor que ha de tener.

—¿Todo bien? —me pregunta—, ¿necesitas ayuda?

Ónice se muestra incluso más confundido. Da unos pasos torpes hacia él.

—No necesitamos tu ayuda.

Sol se saca el crayón de la boca y lo deja entre sus dedos.

—Tú no, pero suena como que ella sí.

—*Ella* está bien —Ónice se percata del crayón porque pregunta—: ¿de dónde has sacado eso?

—*Ella* me lo dio, ¿no te acuerdas? Tú nos presentaste.

Ónice suelta un bufido.

—¿Se han estado hablando o algo así? —esta vez me lo pregunta a mí.

—Hablamos hace rato —responde Sol por mí.

—No —le explico—, hablamos hace rato en la fiesta pero nada más.

—Podemos seguir hablando si entras conmigo, Mal. —Ahora es él quien se acerca.

¿De dónde salió ese apodo? ¿De dónde está saliendo todo esto?

—Déjala en paz.

—Yo solo quiero hablar un rato con «la rara».

Oh.

—Ya estuvo. —Ónice se acerca en muletas con toda la intención de golpearlo, pero Sol se mueve rápidamente hacia atrás—. ¿Quién eres?, ¿su novio?.

—¡Si!

Una chica suele imaginarse el momento en el que el chico que le gusta finalmente le pide ser su novia, especialmente si nunca se lo han pedido. Incluso estos días, pasando mi tiempo con Ónice, estuve imaginando cómo sería. Nos imaginaba en la biblioteca, él me pediría que fuera su novia y yo aceptaría. Nos terminaríamos besando con locura. Al irnos, le contaría lo sucedido a Dodi y ella aplaudiría. En mi imaginación así pasaba.

—Me disculpo. —Sol pone la mano en su pecho, como si realmente lo sintiera, pero su tono es todo menos honesto. Me guiña un ojo y coloca el crayón en su bolsillo. Se da la vuelta y regresa a la fiesta.

Ónice y yo nos volvemos a quedar solos.

Nunca había visto a Ónice celoso. Eso es lo que ha ocurrido, ¿no? Ónice se puso celoso… por mí. Es un momento completamente inapropiado para pensar esto, pero creo que me gustó. Me gustó verlo pelear por algo que él considera suyo. Como si le perteneciera. Toda mi vida siempre quise pertenecer, y no puedo imaginar un mejor lugar que junto a él.

—¿Soy tu novia? —le pregunto con un hilo de voz. Mi pregunta me hace sentir diminuta. Como una hormiga que pudiera ser aplastada en cualquier momento. La posibilidad de que diga que no… que solo haya dicho aquello para alejarlo…

Él me regala dos parpadeos seguidos.

—Malva Canedo, ¿puedes seguirme por favor?

Esta vez obedezco. No pongo objeción. Me siento demasiado frágil como para decir algo más. Lo sigo por la puerta lateral rumbo al patio. El patio de Siena es el patio más grande del mundo, excepto que no lo es. El gran árbol de mandarinas no es tan grande como lo era antes. Ahora está rodeado de luces pequeñas que iluminan su alrededor. Se me hace agua la boca al solo recordar el sabor de las mandarinas. Una manta de cuadros rojos y blancos se extiende sobre el pasto. En una esquina, una canasta de membrillo descansa sobre ella, al igual que un libro y varios cojines. La barda entera que rodea el patio está cubierta de luces. El patio de Siena es hermoso. El picnic es hermoso.

—¿Tú hiciste esto? —pregunto, volteando a ver a Ónice. Cuando lo veo, lo encuentro poniéndose el chaleco de catarinas que le hice, batalla por las muletas y debo acercarme para ayudarlo. Mis manos se sienten torpes, pero está bien porque noto que las de él también. Estoy muy cerca de su cuerpo.

—Tuve un poco de ayuda, pero sí.

—¿Qué… —veo a mi alrededor—, qué es esto?

—Un gran gesto —explica Ónice.

Nos sentamos en la manta. Su pierna está estirada y descansado encima de uno de los cojines. Yo tuve que encontrar la forma de sentarme con esta falda minúscula. Lo veo observar mis piernas y me debato entre la satisfacción y la incomodidad. Quiero que me vea, claro que quiero, pero no sé qué piensa de lo que ve.

Ónice toma la canasta y saca dos platos.

—El menú de hoy… —dice y abre un contenedor—: quesadillas de harina con el queso rodante.

—¡No es cierto! —exclamo—, ¡finalmente probaremos el queso!

Ónice se encuentra satisfecho con mi reacción porque falla en ocultar su sonrisa. Coloca dos quesadillas en nuestros platos. Ya están frías y les damos una mordida.

—Puede que esta sea la mejor comida del mundo —declara Ónice.

Yo tengo que estar de acuerdo con él porque sabe exquisito. Incluso frío, incluso con solo dos ingredientes, es perfecto.

—Malva…

Ónice deja su quesadilla en el plato y toma el libro en sus manos.

—¿Me lees?

Termino de masticar. Tomo el libro en mis manos y leo el título. Es *Cumbres Borrascosas*.

—La señora Dodi estará muy molesta al saber que te has robado esto.

Él sonríe a medias, todavía esperando a que lea. Abro la primera página y mi corazón da un salto. No sabía que los corazones eran capaces de hacer eso.

—¿Malva? —Es difícil dejar de leer la página que he abierto, pero solo lo hago para mirarlo a él. Las luces brillan en sus ojos. Sus hoyuelos aparecen y hacen espacio para mí.

—«No sé qué composición tendrán nuestras almas, pero sea de lo que sea, la tuya es igual a la mía» —dice mi frase favorita del libro y la ha hecho suya. La ha hecho nuestra— ¿Puedo ser tu novio?

Hace la misma pregunta que está escrita en la primera página del libro. La ha escrito con su color. Con «Ónice».

Asiento con la cabeza porque si hablo creo que podría explotar.

Toma mi rostro y me besa, esta vez con algo que solo podría describir cómo ansias. Como si hubiera esperado toda su vida para hacerlo. Se lo regreso de la misma forma porque sé que yo sí lo he hecho.

Terminamos con nuestras frentes tocándose. Cierro los ojos. Estamos tan cerca, me pregunto si puede escuchar mi corazón latiendo. No puedo creer que existo y que existo a su lado.

—Novio —digo, disfrutando como suena esa palabra en mi boca—. Ónice es mi novio.

—Malva es mi novia —dice, saboreando las palabras igual que yo.

—¿Entonces no te avergüenzas de mí?

Ónice se aparta para buscar mi mirada. La encuentra en un bosque eterno de dudas, creciendo debajo de todo el brillo que estalla.

—Malva… Eres rara. Esa es la absoluta verdad.

Bajo el rostro, no era la respuesta que esperaba.

—Sabes más cosas sobre crayones que cualquier persona normal, corres por los pasillos cuando no hay necesidad de hacerlo, hablas sola y sostienes conversaciones enteras contigo misma, te decoras con tantos colores que duele a la vista… eres rara, pero Malva —esta vez alza mi barbilla para que lo vea—, eres perfecta. Eres la forma en que el sol se despide y pinta el cielo de atardecer, eres una risa que aletea y se va volando pero siempre vuelve. Eres perfecta… y rarísima —determina.

Ónice se acerca a mi frente y me besa. Me besa fuerte.

—Ponte lo que quieras y viste lo que quieras y actúa como quieras. —Me sostiene la mirada—. Conmigo puedes ser la persona que tú quieras.

Quiero ser yo, a su lado. Esa es la clase de persona que quiero ser.

ÓNICE

No puedo creer todo el tiempo que desperdicié pensando que Malva era la inconveniencia más grande en mi ventana. Todo este tiempo siendo mi horizonte, y nunca vi los colores con los que pintaba el cielo. Ahora todo en mí está coloreado por ella. No podía escapar de ella, ahora no quiero ni siquiera pensarlo.

—Quiero firmar tu yeso —anuncia Malva. Saca un marcador rosa de su bolsa—, ¿puedo?

—Sí.

Malva se acerca, hincada, a mi pierna. Se muerde el labio inferior y hace el esfuerzo de contener su entusiasmo. En letras grandes y rosas escribe «Malva». Se ve satisfecha de sí misma con el resultado y da unos aplausos diminutos.

—Ahora sí, estoy en todas partes —dice para sí.

Me abstengo de decirle que está en todas partes, pero sobre todo en mi corazón porque eso ya sería abusar de lo cursi. Incluso yo tengo un límite y esta nueva manía mía de decir todo lo que pienso tiene su límite.

Comemos nuestras quesadillas y nos echamos en la manta. Vemos las estrellas que se asoman entre la contaminación de la ciudad. La música emanando de la casa nos canta de fondo.

—¿Crees que esas estrellas sigan ahí?

No tengo que preguntar a qué se refiere porque entiendo a la perfección. Me causa una gracia enorme pensar en toda la atención que le prestaba cuando creía que no me gustaba. Tal vez siempre fue así y nunca quise admitirlo. Tal vez una parte de mí nunca dejó de aferrarse a ella. Lo único que tengo por seguro es que agradezco que ella nunca dejó de aferrarse a mí.

—Creo que si están muertas les dará gusto saber que aún viven en nuestros ojos.

Malva no se ve satisfecha con mi respuesta.

—Si yo fuera una estrella, clavaría mis uñas en el cielo, así jamás me iría. Nadie me quitaría de ahí.

Así, de perfil, me dan unas ganas terribles de besarle la mejilla, recorrer con mis labios su mandíbula, hasta su cuello.

—¿A dónde crees que se van?

—Me parece, según la clase que tuvimos, que las estrellas pueden convertirse en una enana blanca, o si es enorme entonces explota como supernova y el residuo puede formar un hoyo negro.

—¿Entonces no se van del todo? —pregunta, con esperanza en su voz.

—No realmente. Algo de ellas sigue ahí. Solo que diferente.

—Ónice, cuando me vaya… ¿qué va a pasar?

No he querido pensar en eso desde que me contó que estaba decidido que se iría. Su huelga no funcionó, claramente. Nunca creí que lo haría, pero tampoco creí que me enamoraría de ella. Creo que la vida tiene una forma graciosa de recordarte que nunca tienes el control. Que lo que esperas no es lo que sucede y lo que sucede no es lo que esperas.

Un pequeño, diminuto remolino se quiere formar en la boca de mi estómago. Respiro varias veces. Malva aún no se va, me recuerdo. Todo está en orden.

—No hay que pensar en eso ahorita, Malva. Volvamos a las estrellas. Estoy seguro de que quieren que hablemos de ellas.

Malva se acomoda boca abajo apoyándose en los codos. Me observa con seriedad.

—¿Qué va a pasar cuando me vaya, Ónice? —demanda saber. No entiendo de dónde sale su tono acusatorio.

—No hagamos esto ahora, mi Malva.

Sus ojos se entristecen y vuelve a acostarse, de cara a las estrellas.

—Es ahora o nunca —susurra.

—¿De qué hablas? —pregunto.

—Mañana me voy, Ónice.

No es cierto. No puede ser.

—No es cierto —repito exactamente lo que pasa por mi mente—, me lo habrías dicho antes. No es cierto.

—Sí es cierto. —Una lágrima rueda de su ojo y llega a su oreja. Su oreja que sobresale ligeramente como la de un duende—. Lo siento, Ónice.

Malva se incorpora y se hinca. Yo levanto mi torso y me acomodo en la manta; me siento dándole la cara a mi novia.

—Pero… ¿por qué me lo dices ahora?

—¿Ahora que soy tu novia?

—¿Qué?

Sus lágrimas siguen fluyendo lentamente.

—Tú sabes que si te hubiera dicho antes nunca habríamos intentado esto. No podía irme sin antes haber tenido esto, Ónice. No podía arriesgarme y decírtelo y dejar que te fueras lejos con todo tu amor.

—Eso es exactamente lo que tú harás mañana —Mi corazón se estremece y las palabras salen de mí sin pensarlas—. ¿Quién está siendo cruel ahora, Malva?

Ella baja la mirada a sus manos. Juguetea con sus dedos, dándole vueltas en su cabeza a algo.

—Perdóname, Ónice… pero quería esto. Te quería a ti.

—Eres….

El enojo me sube por las manos y cierro los puños.

—Eres la persona más manipuladora que existe, Malva.

Se ve herida. Genuinamente herida. Un pinchazo de culpa aparece en mi nuca. Lo ignoro.

—¿Vas a decir que no es cierto?, ¿que si te decía que me iba en una semana habrías querido tener besos y citas y pedidas?

—Voy a decirte que esa era una elección de ambos, no solo tuya, Malva. Creí que teníamos más tiempo. Me diste… me diste esperanza de que esto podía durar más.

Una mezcla de enojo y tristeza se apodera de mí. Pero es más la tristeza lo que llega que el enojo. Este podría ser nuestro último día.

—Entonces, en tu perfecto plan, ¿qué se supone que iba a pasar? Ibas a irte y luego… ¿qué?, ¿relación a distancia?

—No lo sé… yo… no llegué tan lejos. —Se limpia las lágrimas de la cara—. ¿Sería lo peor del mundo tener una relación a distancia?

Sí. Sí lo sería. Esas cosas son una mierda. Todo esto es una mierda.

—No puedes tratar a las personas como si fueran títeres para que hagan lo que tú quieras.

—Basta. Por favor —dice dolida. Se limpia las lágrimas mientras caen. Sus lágrimas son grandes y ruedan tan lento. De no estar enojado las besaría.

—Estuvo mal, lo sé. Pero ¿ahora qué?, ¿qué haremos?

—No lo sé, Malva —digo resignado.

—Me voy mañana, Ónice —implora. Como si yo tuviera la solución perfecta. Como si pudiera sacarme del culo la respuesta a este meollo.

MALVA

La respuesta era sencilla. Solo tenía que estar de acuerdo conmigo. Tenía que decir si estaría de acuerdo con tener una relación a distancia. Sería difícil, pero posible. Solo debía decir eso. Pero no lo hizo. No lo hizo porque no puedo, no puedo tratar a las personas como si fueran títeres para que hagan lo que yo quiera.

Ónice me llamó manipuladora, y no me habría dolido tanto si mi padre no hubiera dicho eso mismo de mí. La posibilidad de que mi padre y Ónice encuentren las mismas cosas de mí despreciables hace que me rompa en cientos de pedazos.

Pero no es manipulación, son solo… empujones hacia mejores direcciones, ¿no? Yo creo que sí. Quiero creer que sí.

No pude seguir ahí. Cuando no obtuve la respuesta que quería, me levanté y corrí a la entrada dejando pedazos rotos de mi corazón por todo el suelo. Ónice no fue tras de mí. Me quedé en la entrada el tiempo suficiente para saber que no vendría por mí. Toda mi piel y toda mi alma y todo lo que existe en medio quería que él apareciera. Que saliera por la puerta con sus hoyuelos perfectos que hacen espacio para mí. Quería que él hiciera espacio para mí. Incluso si el espacio entre los dos se volvía cada vez más grande.

Tomo mi celular de emergencia. Marco el número de mamá. Ella contesta de inmediato.

—¿Puedes venir por mí? —le pido, mojando de lágrimas el celular.

Ella llega en diez minutos. Si hay algo que mi mamá sabe hacer es estar ahí cuando la necesito.

Mamá no hace preguntas. Mamá se baja del carro y me abraza como mamá sabe hacerlo. Fuerte y sosteniendo todo en su lugar. Mamá me mece levemente, como si meciera a su bebé. Acaricia mi cabello y me habla al oído.

—Todo está bien, mamá está aquí. Ya pasó, ya pasó.

Una vez que logra calmarme, me guía al carro y vamos rumbo a casa.

En todo el camino no despega su mano de la mía. No me obliga a hablar, pero decido hacerlo.

Le cuento sobre Ónice. Sobre pláticas en la ventana. Sobre quesos rodantes y ex en camionetas. Le cuento sobre Violeta. Sobre leches de almendra. Le cuento todo lo que puedo de camino a casa. Mi mamá se asegura de tomarse el tiempo en manejar. Se desvía cuando estamos a punto de llegar y damos una vuelta más. Deja que termine. Me sostiene la mano, y deja que termine.

Estamos frente a mi casa, sentadas en el carro, compartiendo el silencio que aparece después de vaciar mi corazón entero.

Ella se acerca y me abraza con todas sus fuerzas. Yo me suelto a llorar como una niña. Hay muchos lugares donde tiendo a llorar, pero muy pocos donde me siento segura haciéndolo. Los brazos de mi madre son uno de ellos. Quisiera quedarme aquí para siempre. Aquí nada puede hacerme daño. Nada puede salir mal si estoy en los brazos de mamá.

—No me quiero ir, mamita. No quiero. Mi vida está aquí. Si me voy… no tengo vida.

Mi mamá me sostiene en sus brazos y no permite que me rompa. Acaricia mi cabello y creo que podría quedarme dormida.

Cuando se aparta de mí, sostiene mi rostro de la misma forma en la que sostiene mi mirada.

—Un año, Malva. Un año y voy por ti. Podrás buscar la universidad que quieras y viviremos donde tú quieras. Trabajaré el doble, conseguiré el dinero para que estemos donde tú quieras y estudies donde tú quieras.

—Yo quiero estar aquí siempre.

—Entonces aquí nos quedaremos. En menos de año ya tendrás la mayoría de edad e iré por ti. Te lo prometo. En tu cumpleaños.

Su promesa me calma lo suficiente. Un año. Un año es una vida entera. Un año lo es todo. En mi mundo ideal yo no tengo que irme. En un mundo ideal mamá y papá siguen juntos.

—¿Qué pasó entre tú y papá?, ¿por qué ya no se aman?

Mi mamá recuesta su cabeza en el asiento y respira profunda y lentamente. Sus pestañas revolotean como una mariposa en plena lluvia. Son largas. Increíblemente largas. Su piel está llena de pecas. Son perfectas. Alguien debió de haberse tomado el tiempo de colocar una por una con amor.

—Una vez escuché una frase, no recuerdo dónde, pero alguien dijo: «cásate con la persona con la que no te importe tener cientos de peleas». Hubo un tiempo donde no me importaba que peleáramos tanto porque él era mi persona. Prefería estar con él y pelear todo el tiempo a vivir sin él y estar en paz. —Sus ojos se entristecen cuando chocamos miradas—. Ahora extraño mi paz, Malva.

Una rabia que existe en mí desde hace tiempo se va apagando como el fuego de una fogata. Los ojos de mi madre se ven cansados. Agotados. Esto no ha de ser fácil para ella tampoco. Una línea se forma en su frente y quiero acariciarla para que se vaya. No sabía lo agotador que debe ser para ella estar en un lugar en el que no quiere estar, pero veo cómo sus hombros permanecen caídos, como si cargara algo pesado en la espalda.

Cuando era niña, me refiero a muy niña, recuerdo una ocasión en la que íbamos en el carro. Habíamos pasado el día caminando en un bosque a dos horas de la ciudad. El sol, ya escondido detrás del horizonte, pintaba sus últimos colores en el cielo. Mis bolsillos estaban repletos de rocas a la espera de sus nuevos ojos saltones. Mis padres discutían sobre algo que no lograba entender. Yo me sentía cansada de correr y trepar, mis ojos pesaban tanto que pude haberme quedado dormida de no haber sido porque mi padre paró el carro de golpe. Mi cabeza chocó contra el asiento de enfrente en el que iba mi mamá. No dolió realmente. Al menos eso no.

—Bájate del carro —demandó mi padre.

Mi madre lo miraba con miedo.

—Bájate del carro —repitió.

Ella negó con la cabeza. La noche se acercaba a toda prisa y nos encontrábamos en medio de la nada. Lo único que había entre árboles y arbustos era un camino de tierra que pronto llevaría a la carretera de vuelta a la ciudad. Mi padre estaba tan molesto, no comprendo por qué, solo recuerdo que quería dejar a mi mamá ahí y largarse. No tenía que ver el rostro de mi madre para saber que estaba llorando. Se sorbía la nariz y ahogaba el ruido de su llanto. Ella abrió la puerta, rendida, y en ese momento comencé a llorar. No lograba entender lo que sucedía, solo que aquello estaba mal. Mi padre me vio como si apenas se diera cuenta de que estaba ahí. Su expresión cambió y pasó de enojo a algo similar a la vergüenza. Se estiró frente a mi madre, tomó su puerta y la cerró con fuerza.

Ninguno habló por el resto del viaje a casa.

Si no hubiera estado, me pregunto si la habría dejado varada ahí. Me pregunto qué habría hecho todas las veces que sí estuve. Sobre todo me pregunto qué ha hecho todas las veces que no he estado.

—¿Por qué ahora? ¿Por qué no antes? —pregunto.

—Quería hacer que funcionara. Quería hacerlo por ti. Eras pequeña y quería… que tuvieras a mamá y papá juntos… yo… quería que estuvieras bien. Lo siento, hija, en serio.

Me siento tonta. Una tonta y egoísta. Me siento como la peor hija del mundo. Puede que lo sea. Había tomado el amor que mis padres alguna vez tuvieron y lo había convertido en una cuerda. Quería amarrarlos.

Mi mamá alguna vez no fue mi mamá. Alguna vez fue alguien completamente separada de mí, con su propio corazón, sus propios sueños, su propia vida. Qué egoísta de mí pensar que yo debía ser su todo. Que lo que yo quería debía ser su todo.

—Yo hubiera hecho todo por ti, hija —me sostiene la mano como quien ruega disculpas—, pero ya no puedo. Por favor, perdóname, pero ya no puedo.

—Yo lo siento, mamá. —Mi voz se ahoga en culpa—. No creí que fuera tan… malo para ti.

Supongo que esto ha sido malo para todos. Una gran parte de mí pretende que me es ligero verlos pelear, porque los momentos buenos siempre fueron muy buenos, pero el corazón me duele. Me duele escuchar a mi padre gritar, me duele que estrelle platos cuando se enoja, me duele que me tome del brazo con fuerza, me duele todo lo que hace y me duele que nos lo haga a nosotras. No podemos convertirnos en una familia rota porque, de muchas formas, siempre lo hemos sido.

Nos abrazamos hasta que dejamos de llorar. Mi nariz empieza a gotear y ya no me queda tela en la blusa para limpiarme. Mi mamá saca pañuelos de su bolsa y me los entrega. Me sueno y en total tranquilidad decido preguntar las cosas que aún estorban en mi mente.

—¿Tú crees que papá aún tenga algo de amor para ti? —pregunto, limpiándome la nariz.

—No puedo saber lo que tu papá siente… me gusta creer que sí —contesta jugando con su cabello. Mi madre una vez fue solo una chica que se enamoró. Me la imagino, recostada en su cama, esperando la llamada de mi padre. Sus pies descalzos balanceándose en el aire. Cuando finalmente suena el teléfono, ella contesta y no deja de juguetear con su cabello.

—Por algo me eligió en algún momento —continúa—, y no creo que eso desaparezca de la nada, creo que simplemente cambia y evoluciona y se transforma en algo más. A veces en algo irreconocible.

«Como las estrellas».

—¿En qué crees que se convirtió?

—En algo feo, Malva —dice con honestidad.

—¿Ustedes se odian? —pregunto sin saber realmente si me apetece conocer la respuesta.

—No sé él, pero yo no. No podría. Me dio una hija perfecta —acaricia mi cabello—, y existe mucho de él en ti. No podría odiar esas partes. Tampoco me gustaría que tú las odiaras.

—¿En qué crees que me parezco? —Hasta hace poco creía que era más similar a mi mamá que a mi papá. Su comentario me toma por sorpresa.

—Tu determinación, tu resiliencia, tu pasión. Pasar más de un mes de huelga en tu habitación no es algo que cualquiera haría. Hay mucho que aplaudir ahí. Hay mucho que regañar, también —murmura esto último y me saca una pequeña, diminuta, minúscula sonrisa—, tan solo no dejes que estas cosas buenas se conviertan en algo feo.

Asiento con la cabeza.

—¿Crees que mi papá es malo? —Estoy intentando entender dónde colocarlo. Como si mi corazón fuera un mapa y no supiera exactamente dónde ubicarlo.

—Tu papá tiene muchas cosas que trabajar consigo mismo, de la misma forma que yo tengo otras. Malva, tu no sabes esto pero hay muchas cosas de su infancia que no fueron fáciles y puedo entenderlo… pero no puedo justificarlo. Ya no más. Lo que quiero decir es que no creo que sea malo, pero creo que está en un área gris bastante complicada.

O marrón. «Marrón Van Dyke».

Decido poner a mi padre en una isla llena de interrogantes.

MALVA

Cuando entramos a la casa, mi padre ya ha dejado cajas llenas de ropa en la sala, listas para subir al carro por la mañana. Mi mamá me ayuda a poner la mayor parte de mis pertenencias en cajas. Descuelgo la decena de estrellas en mi techo. Quiero ponerlas donde sea que vaya a vivir. Quiero sentir que estoy bajo el mismo techo que tanto quiero.

Estoy guardando mis rocas con los ojos saltones cuando mi mamá me detiene.

—No te lleves todo, hija. Puedes dejar tus cosas como están. Iré por ti, ¿recuerdas? —me asegura con sus ojitos cansados.

—De acuerdo —dejo mis rocas debajo de mi cama, donde pertenecen. Tiene razón. Ahí abajo se ha vuelto su hogar, no sería justo para ellas hacerles lo mismo que me están haciendo a mí.

Decidimos que me llevaré la mitad de mi clóset. Tengo demasiada ropa y escojo guardar únicamente mis prendas favoritas. No puedo partir sin mis crayones. No puedo. Pero no todos. Tomo los siguientes: «Latón Antiguo», «Siena Cruda», «Violeta», «Mango Tango», «Bermellón Inglés» y «Ónice». Los coloco en un frasco de vidrio. Dentro del mismo guardo pedazos de la tela sobrante del chaleco de Ónice, mis tres botones favoritos, decido ser un poco egoísta y llevarme al menos una roca con ojos saltones. Nunca he sido buena desprendiéndome de las cosas.

Me dirijo a la habitación de mis padres y tomo la fotografía de ellos casándose. Caigo en cuenta de que todo mi mundo cabe en un frasco de vidrio. Olvidé la leche de almendra en el refrigerador de Siena. ¡Olvidé despedirme de ella! Olvidé despedirme de todos. Salí corriendo de ahí tan rápido, que ni siquiera consideré el hecho de que no volvería a verlos. Me siento egoísta, una vez más. Hoy fue el mejor día de mi vida, sentí que tenía amigos. Sentí mi cajita de crayones llena. Sentí que pertenecía. No puedo creer lo mucho que dejo que mis emociones se interpongan en mi camino. Lo mucho que dejo que me cieguen de lo que realmente importa, como decir adiós. Ni siquiera pude decirle adiós a Ónice.

Decido, de último momento, guardar mi celular de emergencias dentro del frasco, esperando que una emergencia llegue. Que llegue de parte de él.

Guardamos mis cajas en el carro de mi padre, listo para mañana.

Mi padre me sienta en la sala y me entrega el folleto de mi nueva escuela. Se trata de una escuela de paga donde el uniforme es gris y triste.

—Esta escuela tiene buenos convenios con una de las mejores universidades del país. Nos será útil pronto.

Sostengo el folleto en mis manos. Es una escuela enorme. Al parecer cuentan con una biblioteca de dos pisos…, pero no cuentan con una Dodi.

Cuando no contesto, mi padre da un respiro que absorbe todo el aire en la habitación.

—Hay que ir pensando en tu futuro, Malva. Pronto te vas a graduar, pronto tendrás que dejar a un lado tus telas y crayones. Tendrás que actuar más como una adulta.

Me muerdo la lengua. Me muerdo mis palabras. Sobre todo me muerdo mis lágrimas. No quiero darle la razón y comenzar a llorar como una niña. Quiero que vea que soy más madura de lo que cree.

—Suena bien —digo simplemente.

Mi padre sigue hablando sobre el futuro, sobre mi nueva escuela, sobre su nuevo trabajo, sobre nuestra nueva casa y sobre otras cosas que ya no logro escuchar porque estoy demasiado ocupada pensando en Ónice y en si me extrañará. Espero que sí.

ÓNICE

Nos quedamos hasta que la última persona se va de la fiesta. Son las dos de la mañana y Siena decide que es buena idea dejar todo limpio en este preciso instante. Me balanceo en un pie para poder quitar las luces. Violeta camina con una bolsa de basura enorme y recoge los vasos y latas vacías. Siena barre el suelo. Alex, por su parte, está dormido en el sillón de la sala.

—Entonces ¿qué harás? —Violeta se acerca y recoge unas latas tiradas a mi lado. Yo enrollo la serie de focos pequeños. Tengo que recargarme en la pared para no caerme.

Sé a qué se refiere, pero no tengo ánimos de hablarlo.

—Voy a terminar de enrollar estos focos.

—Tú sabes de qué hablo.

—¿Qué quieres que haga? —pregunto arrebatadamente. Ha salido más agresivo de lo que ella se merece, pero es que, ¿qué mierda? Malva se va mañana. ¿Qué podría hacer? Creí que tendríamos más tiempo. Ella me hizo creer que tendríamos más tiempo.

—No seas idiota, Ónice. La quieres, ¿no?

Sí. Es obvio que sí. Pero opto por encogerme de hombros.

—Nunca habías hecho un gesto tan romántico como el que le hiciste a ella. No finjas que no la quieres.

—Esa fue tu idea.

—No, no, no, mi idea era un gran gesto para que te perdonara, esto fue otra cosa. Esto fue algo que tú quisiste. ¡Ya, admítelo!

—Pues sí, claro que la quiero, Violeta. Claro que me duele que se vaya. Claro que está de la mierda que todo lo bueno en mi vida siempre me deje.

Son mis heridas las que hablan. Si me desangro, ella lo nota. Violeta baja la mirada. Suelta la bolsa de basura lentamente y se me acerca. Entonces me abraza. Es incómodo al inicio, está demasiado tensa y no logra sostenerme del todo. Al cabo de unos segundos sus hombros se relajan y me aprieta más fuerte. Violeta no es la clase de persona que uno describiría como «cálida», pero aquí está, abrazándome para asegurarme que ella siempre estará.

—No todo —me dice.

Se separa y me mira a los ojos. Sus ojos caen en la tristeza. Caigo en cuenta que ella también perdió a un papá cuando era niña. De alguna forma perdió a mamá. Perdió a su novia.

—No todo —le repito, como promesa de mi parte.

Ella sonríe sin dejar que la tristeza abandone sus ojos.

—Ónice, al menos despídete bien. Malva no escogió irse.

—Pero escogió no decirme.

—¿Hubiera cambiado algo? Si ella hubiera sido honesta desde el principio, ¿habría cambiado algo?

No tengo idea. Quiero creer que no. Que mi corazón habría estado abierto a disfrutarla aunque fuera una semana. Porque una semana es mejor que nada. Pero algo en mí, esa parte herida y abandonada sabe que no lo hubiera hecho. No hubiera podido ver su carro doblar la esquina de la cuadra sabiendo que se lleva mi corazón con ella.

—El problema es que no me dio elección —contesto, completamente consciente de que Siena ha estado observándonos de reojo todo este tiempo—. Pudo haberme ahorrado esta mierda.

—¿Qué hay de una relación a distancia? —pregunta Siena, dejando la escoba a un lado.

—Esas cosas nunca funcionan —murmura Violeta.

—¡No digas eso! A veces sí funcionan.

—Funcionan si ya tienen una base sólida, no si apenas van comenzando…

Siena y Violeta se ponen a discutir sobre relaciones a distancia y yo decido no ser parte. Dejo que hablen de los pros y los contras y me refugio en mi mente.

Son las cuatro de la mañana cuando terminamos de limpiar. Alex ya ha despertado lo cual me parece sospechosamente conveniente.

—¿Los llevo a su casa? —Alex estira los brazos.

—Sí, por favor.

El sueño me consume. Mis párpados pesan como piedras en el mar. Me mantengo despierto en caso de que Alex se quede dormido conduciendo. Violeta va en el asiento de enfrente y yo atrás con la pierna estirada. Sigo las líneas del nombre de Malva con la mirada. Las ha colocado en letras demasiado grandes por todo mi yeso.

Alex nos deja en la casa y regresa a la casa de Siena. Me siento feliz por mi amigo que encontró a alguien que no se va mañana.

Encontramos a mi padre dormido en la sala. Sus ronquidos nos siguen hasta la planta de arriba. Violeta entra a su habitación y yo a la mía. Lo primero que noto es que la ventana de Malva está abierta. Su luz, apagada. Ha de estar dormida. Dejo mis muletas recargadas en la pared, me acerco a mi escritorio y me siento. Arranco una hoja de mi cuaderno de matemáticas y escribo entre la cuadrícula:

Te quiero, Malva. No me olvides.

La doblo en un avión de papel y lo lanzo por la ventana. Algún viento habrá pegado porque lo desvía y choca contra la pared. Tan solo a unos centímetros al lado de su ventana. Veo el avión caer y desaparecer entre la negrura del suelo. No hay luna a la vista que ofrezca una pista de dónde ha caído. Pronto va a amanecer. Decido que mañana se lo diré. Se lo diré de frente. Hay cosas que merecen ser habladas. Como lo que te duele. Como lo que quieres. Y me duele que Malva se vaya, y la quiero con locura.

MALVA

Me despierto a lado de mi mamá. Dormí en su cama, en este nidito de amor. Hay algo mágico en la cama de mamá que me ha hecho descansar. Me junto a su cuerpo y me quedo ahí con los ojos cerrados. Su piel es fría, y aun así sumamente cálida. Me permito dormir un rato más, cerquita de mamá. No me importa cuántos años tenga, nunca seré demasiado grande para dormir al lado de mamá. Especialmente si lo hago solo para sentir que todo está bien.

MALVA

Siento los dedos de mi mamá acariciar mi cabello. Pasa sus dedos como si quisiera peinarme, pero se topa con una maraña de cabellos que se aferran unos a otros. Cepillar mi cabello es una tarea imposible, pero ella no se rinde.

—Tienes que hablarme todos los días —me susurra.

—Obvio —digo con los ojos aún cerrados.

Escucho un pequeño sollozo y abro los ojos para cerciorarme de que esté bien.

—Odio pensar que podrías cambiar —dice con su voz apenas audible—, que tu cara sea diferente, o te pintes el cabello de otro color, y yo no esté ahí para verlo. Quiero estar ahí para verlo.

—Podría conseguir un trabajo finalmente, podría comprar mi propio celular, así podemos hacer videollamadas. Puedo enviarte fotos mías. Puedes estar ahí para verlo.

No es difícil ver que he crecido con un papá que siempre ha proveído. Mi padre carecerá de muchas cosas, pero dejar de poner pan en la mesa... jamás. Mucho menos ahora con su nuevo y elegante trabajo. Es fácil ver que nunca me ha faltado nada, nunca he tenido la necesidad de trabajar, pero creo que ya es hora. Si mi padre no me va a conseguir un celular, es momento de que trabaje por el mío. La idea me emociona. Considero todos los posibles trabajos que podría tomar: podría trabajar en una florería, en o una cafetería pequeña con clientes regulares, de esa forma podría decir: «Hola, Juan. ¿Quieres lo de siempre?». ¡Siempre he querido hacer eso! No sé cuánto tiempo me tome conseguir un trabajo teniendo cero experiencia previa, pero ese será un problema del que se ocupará la Malva del futuro. Aún no la conozco, pero ya me siento muy orgullosa de ella.

—Mientras tanto, te prometo que no cambiaré nada —agrego.

Nos regalamos sonrisas frágiles, de esas que pueden desaparecer en cualquier momento, pero las sostenemos con todas nuestras fuerzas.

MALVA

Mi mamá hace el desayuno. No le debe nada a mi padre, pero aun así le sirve el desayuno que le gusta. Siempre fue muy quisquilloso con la comida. Recuerdo todas las veces que le devolvió el plato porque no era de su agrado y le pidió que lo preparara como a él le gusta. Mi mamá tuvo que aprender exactamente cómo le gustaba la comida. En realidad, tuvo que aprender demasiadas cosas para él. Cómo debía vestirse, cómo debía reír, cómo debía caminar, cómo o cuándo debía de hablar… y aun así, aquí está, sirviéndole el desayuno exactamente como le gusta. Me pregunto si lo hace por amor a quienes alguna vez fueron o si es por algo más. Mi padre le dejó esta casa (dato que no falla en sorprenderme), así que es posible que esa sea razón suficiente para querer despedirlo de una forma bonita. No lo sé.

No conozco a mi papá lejos de mi mamá, y no conozco a mi mamá lejos de mi papá. Empiezo a creer que la que cambiará mucho será ella. Para bien. Creo que será para bien.

Veo a mis padres como si estuviera haciéndolo por primera vez, y no me gusta lo que veo.

MALVA

Mi padre espera en el carro. El motor encendido es el único sonido que suena un sábado a las seis de la mañana. Mi mamá me abraza como si así pudiera evitar que me vaya. Yo la abrazo como si mi vida dependiera de ello. Nuestro abrazo ha de durar demasiado para mi padre porque ahora toca el claxon del carro, así que nos soltamos. Nos soltamos los brazos, pero no las miradas. Nos aferramos a nuestras pupilas hasta que entro al carro. Sostengo el frasco con mi vida entera en mis manos, lista para irme lejos.

ÓNICE

Hay dos sonidos que no quiero escuchar un sábado a las seis de la mañana:

1. Un adiós.
2. El claxon del carro del señor Canedo.

Me despierto de golpe, reconociendo ese sonido. Alcanzo mis muletas y me incorporo deprisa. Me asomo por la ventana y veo el cabello rosa desaparecer dentro del carro. Mi corazón cae hasta mi estómago.

—¡Malva! —grito, casi por inercia.

Si me escuchó, no fue suficiente para que se bajara del carro. Su mamá me observa, consternada. Está por acercarse al carro, pero empieza a avanzar.

Mierda.

MIERDA.

Camino tan deprisa como puedo. Lanzo las muletas hasta el fondo de las escaleras. Me siento en el primer escalón y me dejo caer escalón por escalón. En mi mente, esta es la forma más rápida y eficiente de bajar.

—¿Todo bien? —pregunta mi papá desde la sala. Su voz suena ronca. Lo he despertado. Me vale mierda.

Llego al último escalón y me vuelvo a incorporar. Me apresuro y salgo de la casa a muletazos. Al momento de llegar a la banqueta lo único que veo es un carro que dobla la cuadra y desaparece de mi campo de visión.

Lo arruiné. Llegué demasiado tarde. Otra vez.

Si tan solo hubiera visto por mi ventana años antes… incluso meses antes… habría tenido más tiempo con ella. Soy un idiota. ¿Cómo pude sentir vergüenza de ella? ¿Cómo pude alguna vez alejarla tan fácil de mi vida? ¿Cómo cualquier persona podría hacerle eso a una persona que es puro color?

La mamá de Malva me observa, expectante.

—Márcale, Ónice. No dejes que acaben así —me aconseja.

¿Cómo le explico? Cómo explico que nunca he tenido que pedirle su número porque siempre ha estado a una ventana de distancia. Porque, desde que éramos niños, siempre ha estado ahí, cerca de mí.

—¿Puede darme su número? —pregunto avergonzado. Le sostuve la mano, le besé los labios, y nunca se me ocurrió pedirle su número.

¡Soy un idiota y lo sé! Quiero gritar, pero el corazón se me vuelve frágil y cualquier movimiento terminará por romperlo.

Noto por su rostro que no le ha gustado mi pregunta, pero me extiende su mano pidiendo el celular. Ella agrega el número con dedos rápidos.

—Gracias —digo. Ella me devuelve el celular. Nunca había notado lo mucho que se parece a Malva. De tener más tiempo se lo diría, pero no cuento con un lujo tan escaso como el tiempo.

Estoy por presionar el botón de llamar, pero noto la presencia de su madre muy cerca de mí. La miro y ella entiende mi expresión. Levanta las manos, comprendiendo, y se dirige a su casa.

Me pongo el celular en la oreja y una muleta cae al suelo. No me esfuerzo en levantarla. La calle está en silencio. Su quietud me incomoda en contraste con lo rápido que va mi corazón.

La llamada me manda al buzón de voz.

Lo intento de nuevo.

—¿Quién habla?

Su voz atraviesa mi cuerpo. Quiero decir tantas cosas. Quiero escupir todo, pero no puedo. No sé cómo.

—Vuelve —digo, porque es lo único que tengo claro—, vuelve, por favor.

—¿Ónice? —pregunta en un susurro.

—Vuelve. Solo para decir adiós. Solo para abrazarte por última vez. Necesito recordar la última vez que te tuve en mis brazos porque… porque no lo recuerdo y necesito recordarlo. Necesito que me dejes eso. Por favor, mi Malva. —Soy un niño suplicando.

—Ónice… no creo… no puedo…

—Si no lo haces te odiaré para siempre. Cada segundo que no vuelvas es un segundo que te odio… Te odio, Malva Canedo. Te odio por todo.

—No, no lo haces.

Obvio que no. Claramente no. Estoy rogándole que venga. ¿Cuándo en mi vida le he rogado a alguien? Nunca. Así que es verdad. No la odio. Todo lo contrario.

—Por favor, Malva. No puedes irte así… te llevaste mi corazón y lo quiero de vuelta.

No la veo, y aun así sé que llora. Lo sé por ese ligero sonido que hace al llorar. Como si le costara respirar.

—Voy para allá —me asegura.

—¿Sí?

—Sí —suelta una risilla entre sus lágrimas—, yo también quiero el mío de vuelta. Aunque sea por unos segundos.

—Te juro que aquí sigue.

—Llego pronto.

Termina la llamada.

La sonrisa llega a mi rostro rápidamente, como si hubiera hecho fila toda la noche, esperando su turno. Caigo en cuenta que traigo la pijama, el cabello hecho un desastre y el aliento de la mañana. No puedo hacer mucho. Cuestiono si lograría al menos lavarme los dientes antes de que Malva llegue. Concluyo que sí. Quiero besarla en cuanto la vea. Doy muletazos a la casa y me dispongo a arreglarme rápidamente. Es estúpido, pero quiero gustarle. Quiero que le guste lo que vea.

Cuando salgo, aún no llega.

Decido buscar el avión de papel que tiré anoche. Busco entre el pasto y la maleza y me topo con plumas sueltas en el suelo. Un pájaro muerto y desfigurado yace escondido entre la hierba. Supongo que el gato naranja finalmente hizo de las suyas y consiguió lo que quería. Espero que al menos lo haya disfrutado. Un sentimiento de incomodidad me revuelve el estómago, pero lo ignoro. «El pájaro vivió feliz», pienso para calmarme. La nuca me da comezón. Me rasco. No sabía lo mucho que me incomodaba la sangre hasta ahora.

Prefiero ignorar los restos del pájaro y sigo buscando el avión hasta que lo encuentro. Lo tomo y vuelvo a esperar en la banqueta. Me acomodo el cabello más de una vez. Sostengo el avión en mis manos como si fuera un corazón que palpita. Estoy listo para dárselo.

MALVA

Mi corazón picotea mi pecho con frenesí. Mi cuerpo entero es una jaula para mis sentimientos y necesitan salir volando. Ónice quiere verme. Quiere despedirse. Tal vez quiere algo más. No lo sé, pero quiero descubrirlo. Odié por completo cómo dejamos las cosas. Necesito verlo. Voy a morir asfixiada por todas las cosas que no pude decirle, ¡necesito verlo!

—Papá, necesitamos volver —digo en cuanto cuelgo.

—¿Por qué?

—Olvidé algo. Es importante —Mantengo mi voz calmada. Serena. Inamovible.

—Puedo comprarte otro de lo que sea que hayas olvidado cuando lleguemos. Son demasiadas horas de camino y debemos aprovechar la luz.

—Papá, esto es importante —respondo firmemente, de la misma forma en la que él suele hablarme.

—No.

—¿Por qué no? —Qué fácil es hacerme perder la paciencia.

—Este es uno de tus jueguitos. Volveremos y luego te encerrarás en tu habitación o algo por el estilo y ya estoy harto de tus infantilismo. ¡Tienes casi dieciocho, por favor!

—Te juro por cada estrella en el cielo y cada crayón en mi frasco que no es así. Vamos, y en menos de veinte minutos estamos de vuelta en la carretera.

—No —repite.

—¡Por favor! Ya me quitaste todo, dame mínimo esto.

—¿Quitarte? Te he dado todo, Melisa. ¡Todo!

—¡No me llames así! Soy Malva, ¡Malva!

Estamos gritando. El carro es un espacio demasiado pequeño para dos personas gritando tan fuerte.

—No volveremos y punto final.

Suelto un grito frustrado. Cualquier noción de serenidad ha abandonado mi cuerpo porque estoy hecha furia.

—No te entiendo, ¿por qué eres así? ¿Por qué me odias tanto?

Estoy llorando, porque llorar es todo lo que sé hacer.

—¿Crees que te odio?

—¡Solo te pido volver! Unos minutos, nada más.

Estiro la mano hacia el volante y él la toma con fuerza. Demasiada fuerza. Más de lo usual. Más de lo que quiero permitir.

—Para, me estás lastimando —suplico.

Cuando él no me suelta, uso la otra mano para zafarme.

—¡Yo no iré a ningún lado contigo!

Tomo el volante antes que él pueda detenerme y lo giro hacia la derecha. Quiero una vuelta en U. Quiero volver. Quiero quedarme. Quiero mi vida. Quiero tantas cosas. Tantas. Y todas pasan frente a mis ojos en cuestión de segundos. Una por una, como un arcoíris de todo lo que quiero. Y puedo tenerlo. Puedo estirarme. Está a mi alcance. Extiendo mis manos y clavo mis uñas en el cielo. Nadie puede quitarme de aquí.

NARRADOR

Su corazón era un pájaro que picoteaba. Se moría por salir. Cuando el carro impactó con el otro, un pájaro finalmente voló. Se trataba de un pájaro rosa. Salió disparada en el aire con los brazos extendidos.

Dos cosas se rompieron cuando el cuerpo de Malva impactó en el suelo. Sus costillas y el frasco con su vida entera.

Mientras el frágil cuerpo lleno de calcomanías de una chica de diecisiete años yace en el suelo, una ambulancia lucha por hacerse espacio entre los automóviles desesperados por llegar a sus trabajos. En otra esquina de la ciudad un chico sonriente y en muletas sostiene un avión de papel en sus manos. Ninguno lo sabe, pero los tres se darán cuenta pronto que ya es demasiado tarde.

Para cuando llegue la ambulancia, las costillas de la chica ya habrán provocado el inicio de una lesión directa de la aorta torácica. Una complicación extremadamente rara y, en el caso de ella, mortal. Su luz y todos sus colores se habrán apagado.

Él esperará en su banqueta con una sonrisa en la cara, sin ninguna idea de lo que ha ocurrido. Pasará su mano por su cabello varias veces, inconforme con su apariencia. Repasará en su cabeza las palabras que querrá decirle una y otra vez. Imaginará el olor a vainilla y cómo se siente tenerla en sus brazos. Se dará cuenta, una hora y media después, de que ella no volverá.

Así es como el chico con el amor abandonado pierde a la chica que nunca quiso abandonarlo.

Así es como la chica muere sin saber que él la quiere.

ÓNICE

La noticia llega de los labios de su mamá. Si no fuera porque parece desmoronarse en la banqueta pensaría que se trata de una broma. Una broma cruel.

Ella sube a su carro y desaparece de mi campo de visión. Muchas cosas desaparecen de mi campo de visión.

En algún momento me caí. No estoy seguro. No estoy seguro de nada. Me arrastro por la banqueta. Todo me da vueltas. No lo entiendo. Quiero entenderlo. Quiero encontrar sentido en esto. Veo borroso. Creo que estoy llorando. Esto es un sueño. Un sueño cruel.

Si tuviera algo en el estómago, ya lo habría vaciado en el asfalto.

Violeta me sostiene en sus brazos y me pregunta si estoy bien. No hay palabras que quieran salir de mis labios. Lo único que me salen son lágrimas.

—Ya viene —es lo único que puedo decir por las siguientes horas.

Ya viene.

Ya viene.

Ya viene.

Mi corazón se desgarra y sangra en mis propias manos, pero hago todo lo posible por sostenerlo para cuando ella llegue. Me arreglo el cabello. No puede verme así. Ya viene. Malva, mi Malva. Así que la espero mientras el sol quema mi piel. La espero mientras el cielo va perdiendo su color. Espero a que mi Malva aparezca y se siente a mi lado en la banqueta. Espero a que me enseñe su sonrisa y se disculpe por esta broma tan cruel. Espero a que me deje tomar su mano. Espero a que pueda besar su frente y tenerla en mis brazos. Espero a sentir su corazón latir al ritmo del mío. Espero y espero y espero.

Violeta dice algo y no la escucho. No hay nada que pueda decir. Ella dijo que volvería, así que espero a que lo haga.

Llega la noche y yo sigo en el suelo con el yeso en la pierna, y espero, aún.

ÓNICE

Despierto en mi cama. No sé cuándo me he movido. Recuerdo esperar en la banqueta. Recuerdo esperarla a ella. Pero ella no volverá. No lo hará.

Unas letras rosas y borrosas en mi pierna me lastiman los ojos y el pecho y todo mi ser. Quiero desaparecerlas. Quiero que se vayan. Tomo el yeso entre mis manos y lo empujo. Empujo con todas mis fuerzas, pero se queda inmóvil. Intento romperlo con los dedos. Le doy golpes con el puño. No lo quiero. No quiero esto. No quiero esto aquí. No quiero estar aquí. Golpeo mi pierna contra la cama, desesperado, inútil y desesperado. Golpeo mi pierna. Golpeo mi pierna. Golpeo mi pierna. Quiero que se rompa. Violeta grita que pare, pero no puedo. No puedo. Creo que se lo digo. Creo que estoy gritando. Creo que mi papá entra a abrazarme. Creo que estoy llorando.

ÓNICE

Asisten decenas de personas al entierro. Decenas de personas de nuestra escuela aparecen a ofrecer sus condolencias. Los odio. Los detesto con cada fragmento de mi ser. Ninguna de estas personas conoció a Malva. No realmente. Ninguna de estas personas le dio la oportunidad. Odio que lloren. No tienen ni idea de que Malva lo habría odiado también. En realidad no lo habría odiado porque Malva era incapaz de sentir odio. Pero definitivamente no dejaría que las lágrimas tristes cayeran al suelo. Ella no lo habría permitido.

Flores tristes crecerán alrededor de su lápida y no hay nada que pueda hacer para detenerlo. No puedo moverme, no puedo hablar, porque si lo hago me soltaré llorando yo también.

Intento ignorar el sollozo de su madre. Está hincada en el pasto y se sostiene el pecho como si su corazón se fuera a salir. Su padre se agacha y la sostiene en sus brazos. Él llora en silencio. Dejando sus lágrimas caer en silencio.

Violeta se mantiene a mi lado. Tiene su brazo en mi espalda. Sospecho que cree que me caeré en cualquier momento. Y estaría en lo cierto. Siena y Alex se plantan a su lado, la cabeza agachada. Dodi se mantiene alejada, y veo como pasa un pañuelo por su rostro.

Llevo puesto el chaleco de catarinas. Concluyo que este chaleco no trae nada de suerte. Pero es precioso. Es un chaleco precioso. Es un chaleco precioso porque lo hizo ella y ella es preciosa. Era preciosa. Imagino sus dedos repletos de anillos tomando estas telas. Uniéndolas para mí.

Alguien dirige una oración. Alguien dice unas palabras. Alguien lee la Biblia.

El ataúd cae en el hoyo. Ella no está ahí, no es posible. Ella dijo que volvería. Que volvería por mí para despedirse. Malva no se despidió. Yo no me despedí. Yo no le dije que la amaba. Si hubiera lanzado otro avión, uno que sí atravesara su ventana… ella hubiera despertado y lo habría leído. Hay tantas cosas que quería decirle, hay tantas palabras que no pronuncié. Tantas preguntas que no pude hacerle a tiempo. Aún había mucho de ella que no conocí. No sé cuál es su flor favorita, no me sienta bien dejarle rosas rojas como los demás invitados porque ni siquiera sé si eso le gusta. Dejo mi avión de papel sobre el ataúd. Los tíos arrojan la primera palada de tierra. El papá es el segundo. Su mamá no puede levantarse. Vemos cómo el ataúd desaparece debajo de la tierra.

Personas abrazan a su mamá, abrazan a su papá. Violeta me abraza a mí. Cuando todos se van, nos quedamos algunos pocos ahí. Mi papá ofrece sus condolencias y se retira con Violeta. Alex y Siena hacen lo mismo. Los tíos nos dan espacio. Yo me acerco a su mamá. Lleva una blusa naranja quemado llena de botones de colores por todo el cuello y el inicio de las mangas. No tengo que preguntar de dónde la ha sacado. Tiene Malva escrito en todas partes. Incluso su padre lleva una corbata hecha de muchas otras corbatas y encaje alrededor. Su madre observa mi chaleco y se deja caer en mis brazos. La sostengo con fuerza y ella hace lo mismo.

—Lo siento —murmuro—. Lo siento tanto.

Me disculpo entre lágrimas. Ella repite su nombre y habla cosas que ni logro entender.

—Yo le pedí que volviera —confieso—, es mi culpa. Si hubiera… si tan solo…

Me rompo, pero ella no permite que siga. Me toma el rostro con las manos.

—No hagas eso, Ónice. No te hagas eso. No es tu culpa.

Ahora soy yo el que se deja caer en sus brazos.

Entre lágrimas veo a su padre sentarse en la tierra, frente a la lápida. Sostiene su cabeza entre las manos y solloza. Llora como si le doliera el cuerpo entero. Como si lo estuvieran despedazando. Me separo de su madre. Ella tarda en acercarse a él, pero finalmente se sienta a su lado en la tierra. Coloca una mano en su espalda y su cabeza en su hombro.

—¿Recuerdas cuando la sostuvimos por primera vez? —pregunta ella—, era tan pequeña y frágil.

Él empieza a llorar más.

—O todas las veces que se frustraba y lloraba porque coloreaba fuera de las líneas… estábamos muy asustados, ¿recuerdas? no entendíamos por qué reaccionaba así. ¿Quién iba a decir que ese era solo el comienzo de todas sus peculiaridades? —suelta una risa débil.

—Era una niña especial —coincide, limpiándose la cara con el dorso de la mano—. Perdóname, amor. Hice muchas cosas mal. Muchas. Demasiadas para contar.

—Oye, tranquilo… hicimos algo muy bien, ¿no ves?

Decido dejarlos solos. Esta conversación es demasiado íntima. Espero que Malva la escuche.

Camino en muletas rumbo al carro. Violeta y mi padre estarán esperando.

—¿Cómo estás, niño? —Dodi se acerca con pasos lentos.

Me cuesta responder. Ya no quiero llorar. Ya me cansé de deshacerme. Soy cristal balanceandose a punto de caer a un barranco.

—Perdí a mi mejor amiga —suelto con un hilo de voz. Un hilo que teje una serie de lágrimas que no puedo detener.

—No la perdiste, ella sigue aquí. —Pone su mano en mi pecho.

—Excepto que no lo está —retiro gentilmente su mano—. Si lo estuviera, no sentiría esto, no estaría…

Suspiro. No tengo la energía de seguir hablando.

—¿Sabes algo? Esa niña me mandaba correos electrónicos todo el tiempo y nunca contesté ninguno. Esta mañana fue la primera vez que lo hice. Le hablé como si aún pudiera contestarme. Se sintió bien.

Hace una pausa para mirar al cielo antes de continuar.

—No dejes que su muerte te haga sentir que ya no está aquí. Somos más que solo cuerpo.

ÓNICE

Un año después.

Querida, Malva:

No puedo escaparte y créeme que lo he intentado, pero es que te veo en todas partes. Te veo en la mañana en mi paisaje incompleto, como un cuadro frente a mi ventana que se quedó sin terminar. Te veo en el rosa que explota en el cielo cuando el sol está por partir. Te veo en los árboles tallados con tu nombre, he tallado el mío junto al tuyo, espero no te moleste. Ahí podemos estar juntos. Te veo en los libros de la biblioteca, en tus estrellas y tus líneas. Me gusta ir ahí y leer. He empezado a leer algunos de tus libros. Los he leído completos. Creo que estarías orgullosa de mí. Te siento cerca en sus letras, como si aún pudiera escuchar tu voz. Mi corazón se quiebra un poco cuando me topo con tu color en las páginas, pero se convierte rápido en felicidad. Me siento feliz de verte aparecer de pronto. Es una tristeza que ya hizo su hogar en mí, ya me acostumbré a ella, y ella a mí. Tenemos en común una cosa, nos encanta verte.

Debes saber que me robé *Cumbres Borrascosas* y Dodi me ha dejado. Hace unos días nos juntamos en casa de Siena e hicimos leche de almendra. Dodi no quiso acompañarnos, pero planeo darle su propia botella este lunes. Eso no es todo, hoy te visitamos en el cementerio. Te gustará saber que brotaron flores rosas a tu alrededor. Violeta lloró al verlas. Fuimos con una misión importante. Llenamos de calcomanías tu lápida. Creo que te encanta, pero también creo que tú lo habrías hecho mejor.

Tu mamá y tu papá estaban ahí, claro. Han sido ellos los que nos han dado permiso. Les pareció una idea increíble. Creo que el divorcio les sienta bien. Se ríen de historias que solo ellos entienden y se sostienen por largos ratos. Tú sigues sosteniendo todo el amor que alguna vez se tuvieron.

¿Recuerdas que te conté que volví a competir en el Festival del Queso Rodante? Pues mi padre finalmente quiere preparar algo. Dice que unas quesadillas serían algo muy sencillo de hacer. Mañana te contaré qué preparó.

Me quedo sin espacio en la hoja, solo por eso dejo de escribir. Como te repito todos los días, te extraño, pero todavía te veo. Aún vives en mis ojos, Malva. No te fuiste. Solo te convertiste en algo más. Algo diferente. Espero que sepas que es algo precioso.

Con amor,
Ónice

Doblo la hoja cuadriculada en un avión de papel. Lo lanzo por mi ventana y cae adentro. Observo hasta que mi imaginación la dibuja. Ella entra por su puerta. Trae el cabello revuelto, el cuello y las manos repletas de calcomanías. Lleva el vestido más feo que he visto y ella lo sabe. Se detiene para verme y sonríe. Luego pasa el día entero abriendo los trescientos sesenta y tres aviones de papel que encuentra en su piso, leyendo en voz alta las partes que más le gustan. Ella me cuenta sobre el crayón más grande del mundo. Yo finalmente le enseño una de mis canciones.

La luz de Malva aún llega a mis ojos. Me colorea por completo. Debo decírselo.

—Espero que sepas que todo en mí está coloreado por ti.

AGRADECIMIENTOS

A Dios, por todo, pero especialmente por hacerme sentir que no tiene nada de malo ser como soy.

Quiero agradecerte a ti, persona que lees esto. Ojalá supiera tu nombre, ojalá te conociera y pudiera asignarte un crayón, ojalá pudiera hacerte entender lo mucho que agradezco que me des la oportunidad de estar en tu librero. Esta es la primera novela que escribo (¡en la vida!), espero que encuentres cachitos que te gusten, y que me des otra oportunidad en el futuro… ¡prometo seguir mejorando! Es mi sueño crear algo digno de gustar.

Agradezco a mi mamá, eres mi mejor amiga en todo el mundo y mi persona favorita, ¡gracias por darme tanto! A Kevin, eres el mejor hermano que pudiera tener, somos tú y yo contra el mundo. A Luis por acompañarme en esta historia, por escuchar mis ideas y creer tanto en mí. Te amo. Agradezco a mi editora, Rebe, por su paciencia y gentileza. A Editorial Planeta por apostar por mí, espero no decepcionarlos. A mi gato, Mandarina, porque me parece importante que su nombre esté en esta página, aunque no ayudó en nada más que en interrumpir mis sesiones de escritura. A mi papá, ojalá un día escriba tan bien como tú.

A las personas raras del mundo: espero que nunca pierdan su magia.